소소하지만
확실한
건강 이야기

닥터 오의
건강 수업

소소하지만 확실한 건강 이야기

— 오경석 지음 —

아는 만큼 건강해지고
지키는 만큼 행복해진다

현미경의 발명과 생물·화학 분야의 발달로 의학계는 해마다 눈부신 발전을 해왔다. 거의 매일같이 신약과 첨단 의료 기술이 소개되고, 3D 프린터로 장기를 만들어내고, 유전자 치료를 하고, 로봇이 수술을 한다는 소식이 들린다. 그런데 주변엔 아픈 사람들이 좀처럼 줄어들지 않는다. 암과 심혈관 질환은 남녀노소를 가리지 않고 찾아오고, 감기와 알레르기를 달고 사는 아이들이 너무 많다. 늘 분노에 차 있거나 우울증에 빠져 마음이 아픈 이들도 너무 많다. 세계에서 의료 서비스 1등 국가라 해도 과언이 아닐 대한민국에서 지금 벌어지는 의료 현실이다.

사람들은 건강이 무엇보다 중요하다는 걸 알면서도 일상의 삶에서 건강을 위해 구체적으로 무엇을 해야 하는지에는 큰 관심이 없다. 지금까지 여러 환자들을 만나봤지만 매달 자신의 건강을 위해서 자동차 할부금보다 많이, 아니 비슷하게라도 지출하는 경우를 거의 보지 못했다. 매일 사 마시는 커피값은 괜찮지만 커피 몇 잔 값에 지나지 않는 영양제를 권하면 비싸다고 꺼린다. 부작용 많은 약은 꼬박꼬박 챙겨 먹어도 운동을 빼먹거나 과로하는 건 대수롭지 않게 생각한다.

그렇게 평소에 자신의 심신 상태와 생활 습관은 돌아보지 않고 세상의 성공을 위해 달려가도록 부추기는 사회의 구성원으로 정신없이 살아가다가 어느 날 병을 발견한다. 결국 환자가 되어 의사를 찾아가지만 잘 낫지 않거나 약과 수술의 부작용에 시달리면 현대 의학을 불신하고 소위 대체의학을 찾아 여기저기 떠돌며 시간과 돈을 낭비하기도 한다.

현대인들이 앓는 대부분의 병은 하루아침에 생기지 않고 하루아침에 낫지도 않는다. 병은 운명처럼 찾아오지 않는다. 심지에 불을 붙여 놓고 다이너마이트가 운명처럼 터진다고 하지는 않듯이 말이다.

사고나 심각한 전염병이나 유전병을 제외하면 병은 딱 두 가지 상황에서 생긴다. 건강에 필요한 요소(잠, 운동, 햇빛, 영양소, 음식, 긍정적인 생각, 원만한 인간관계 등)가 부족하거나 건강을 해치는 요소(독성 물질, 전자파, 스트레스, 세균 등)가 많을 때다. 그래서 병을 예방하거나 치료하고 건강을 유지하려면 건강에 필요한 요소는 늘리고 해치는 요소는 줄이면 된다.

하지만 의사들은 그런 원인들을 간과한 채 환자의 병증만 치료할 뿐이다. 그래서 현대 의학은 심각한 세균성 질병이나 응급처치가 필요한 병을 제외한 대부분의 만성병 치료 및 예방에는 커다란 한계를 드러내고 있다. 건강을 질병의 유무로만 판단할 뿐 인체의 여러 기관이 어떻게 복합적이고 유기적으로 기능하는지를 보지 못한다. 건강은 단순한 흑백사진이 아니라 총천연색 동영상인 줄 모른다. 객관적이고 과학적인 이론과 임상 결과에 근거한 기능의학이 나온 지 20년이나 지났고, 지금도 새로운 진단과 자연치료법이 계속해서 알려지지만 의료 현장에서는 아직 생소하기만 하다. 그냥 정해진 시간에 약 잘 챙겨 먹고 음식 골고루 먹고 운동하고 스트레스 받지 않고 살면서 정기적으로 검사나 받으라고 한다.

필자가 카이로프랙틱 진료를 시작한 지 올해로 20년이다. 1998년에 카이로프랙틱 대학원을 졸업하고 의사가 되자마자 선수들의 기량을 높이고 부상을 치료하기 위해 다시 카이로프랙틱 재활전문의 과정을 공부했다. 그런데 어느 날 필자의 운명이 바뀌는 날이 찾아왔다.

어떤 분이 골프를 치다 허리를 다쳐 내원했다. 당연히 학교에서 배운 대로 허리와 관련된 근육과 관절을 몇 회 치료해주었다. 환자분은 통증이 줄어들자 평소에 소화불량, 불면증, 피곤증, 약간의 복부 비만이 있는데 혹시 이런 것도 치료할 수 있는지 물어왔다. 그때는 기능의학이나 영양학에 대해 아는 바가 거의 없었지만 다행히 같은 병원에서 한의사 선배와 협진을 하던 때라 선배에게 소개했다. 그러고 나서 그날 저녁 집으로 돌아오는 길에 문득 일반인들도 건강을 유지하면 자신이 속한 영역에서 누구나 최고의 운동선수가 될 수 있음을 깨달았다. 이후 진료 대상을 운동선수에 국한시키지 않고 폭을 넓혀 다양한 환자들의 근골격 질환뿐만 아니라 몸 전체를 치유하는 의사가 되어야겠다 마음먹고 새롭게 공부하려던 차에 기능의학 세미나에 참석하게 되었다.

2000년 봄에 그레이트 스모키 랩이라는 회사의 주관하에 기능의 학회 세미나가 텍사스주 댈러스에서 열렸는데 미 전역은 물론이고 유럽, 오스트레일리아에서 수백 명의 카이로프랙틱 의사, 일반 의사, 한의사, 치과 의사, 자연의학 의사들이 모였다. 필자도 이 세미나에 참석하여 현대 의학에서 놓치는 몸의 기능을 과학적인 방법으로 진단하고 약 대신 자연요법으로 치료하는 전문가들의 강의를 들으며 더 나은 치유자의 모습으로 발전할 수 있는 새로운 학문 세계를 접했다.

망치 하나 가지고 집을 지을 수도 있겠지만 다양한 도구가 있으면 더 빨리 멋진 집을 지을 수 있듯이 카이로프랙틱 치료를 기본으로 하면서 이 세미나 이후 영양학, 자연의학, 한의학, 신경학, 기능의학 등을 공부하기 시작했고, 공부는 여전히 진행형이다. 공부를 할수록 나 자신의 무지함에 실망할 때도 많지만 건강이라는 숲을 볼 수 있는 안목이 조금씩 생기면서 그 도움을 받는 환자들이 하나둘 늘어갈 때면 힘을 얻기도 한다.

이런 공부를 하면서 가장 큰 혜택을 받은 사람은 바로 필자 자신이다. 2001년 당시 체중 78kg에 고콜레스테롤, 만성 피로, 위염, 불면증, 비듬을 앓고 있었고 겨울에도 수시로 땀을 흘리는 자율신경 이상 증세까지 있었다. 내과 의사의 진료를 받았으나 콜레스테롤 약과 위산억제제 처방 외에는 특별한 치료 방법이 없었다. 그래서 일단 약 복용은 미루고 탄수화물 위주의 식단을 바꾸면서 소화 효소, 펩신, 오메가3 오일, 프로바이오틱스, 마그네슘을 보충제로 먹었는데 체중은 두 달 만에 10kg이 빠졌고 앞의 증상들이 서서히 없어지기 시작했다. 그때로부터 거의 20년이 지났지만 지금도 체중은 여전히 68kg을 유지하며 피곤증이나 소화불량 없이 아주 건강하게 생활하고 있다. 이런 개인적인 경험 이후 기능의학에 더욱 확신을 가지게 되었다.

많은 사람들이 소방관을 존경한다. 박봉과 열악한 처우에도 불구하고 귀중한 생명을 구하기 위해 불구덩이 속으로 거침없이 뛰어드는 그들의 직업의식과 희생정신에 큰 박수를 보낸다. 그런데 소방관들은 실제로 대부분의 시간을 화재 예방을 위한 시설 점검과 안전 교육에 쏟고 있다. 불 끄는 일도 중요하지만 불이 나지 않도록 예방하는 것이 훨씬 더 중요하기 때문이다. 의사들도 사람들의 건강을 지키는 소방관이 되어야 하는데 안타깝게도 현실은 그렇지 않다.

정보의 홍수 시대에 살고 있는 우리는 매일매일 너무 많은 정보에 휩쓸려 살아간다. 건강에 관한 정보도 예외는 아니다. 그런데 건강에 관한 정보만 놓고 봐도 객관적이고 진실된 정보가 있는가 하면 특정 단체(제약 회사, 정부, 거대 기업 등)의 이윤과 권리를 보호하기 위한 잘못된 정보도 너무 많이 범람하고 있다. 그리고 이런 내용들이 대중 매체, 인터넷과 광고를 통해 오랫동안 우리의 상식과 관념 속에 뿌리박혀 잘못된 선입견과 편견을 낳았다.

아직도 부족하고 더 연구해야 할 부분이 많지만 이 글들이 우리가 알고 있는 잘못된 건강 상식을 다시 한번 생각해보고 열린 마음으로 새로운 건강 정보들을 알아가는 기회가 되었으면 좋겠다.

이 책은 모두 8장으로 구성되어 있다.

제1장은 현대 의학이 안고 있는 문제점을 다양한 각도로 알아본다. 단지 현대 의학을 비판하려는 것이 아니라 현대 의학이 더 나아지기를 진심으로 바라는 심정이 담겨 있다. 제2장은 건강을 해치는 환경적 요인들에 대해 알아본다. 제3장은 간과 장의 기능을 알아보고, 건강을 유지하는 외부적 생활 습관 요인들을 알아본다. 제4장은 건강을 해칠 수 있는 음식, 식품 첨가물, GMO 작물에 대해 알아본다. 제5장은 현대인들이 앓고 있는 대표적인 질환의 원인과 치료 및 예방법을 기능의학적 관점에서 알아본다. 기능의학에 관한 내용은 본문에 자세히 나온다. 제6장은 체중 감량을 넘어 건강을 회복하고 유지할 수 있는 다이어트 식단과 음식에 대해 알아본다. 제7장은 자신과 타인을 이해함으로써 원만한 인간관계를 통해 마음의 행복을 찾는 방법을 알아본다. 제8장은 예방접종의 실체에 대해 알아본다. 이 장에서는 일반인들과 의사들도 잘 모르는 예방접종의 실제 효과와 백신의 부작용도 알아본다.

이 책이 과거에는 무지와 게으름으로 자신의 건강에 관심을 두지 않다가 병이 나면 남이 고쳐주기를 바라며 살았지만 이제부터라도 건강의 주인이 되어 새로운 여정을 떠나고자 하는 독자들에게 작은 안내서가 되기를 진심으로 바란다. 다양한 건강 정보를 얻고 실천하는 것도 중요하지만 궁극적으로는 자신의 몸과 마음과 세상을 대하는 태도가 새로워져서 모두가 건강하고 행복한 삶의 자리로 나아가기를 희망한다.

이 책을 읽고 나면 마냥 건강의 고수를 기다리며 건강의 출발점에 서 있던 자신이 어느새 건강의 고수가 되어 종착점에 와 있음을 깨달을 것이다.

아는 만큼 건강해지고 실천하는 만큼 행복해지는, 고수들로 가득 찬 세상은 반드시 온다.

마지막으로 지난 20년 동안 말과 글과 삶으로 큰 가르침을 주셨던 기능의학 스승들과 동료들과 환자들에게 큰 감사를 표한다.

2019년 8월
미국 애틀랜타 진료실에서
오경석

차례

제3장 • 소소하지만 확실한 건강 이야기

제4장 • 내가 먹는 음식이 나를 만든다

제5장 • 닥터 오의 건강 수업

제6장 • 제대로 다이어트

제7장 • 마음이 건강해야 행복하다

제1장 • 현대 의학의 민낯

대부분의 병은
약과 수술로 해결되지 않는다

2017년《플로스원(PLOS ONE)》학술지에 발표된 연구에 따르면, 하버드 대학과 존스홉킨스 대학에서 2106명의 의사들을 상대로 한 설문 조사 결과, 지금 시행되는 의료 행위의 20%는 불필요하다고 응답했다. 현재 미국 내 의료 비용은 미국 다음으로 지출이 많은 10개국의 의료 비용을 합친 것보다 높다. 미국이 의료비로 쓴 돈을 계산해보면 1인당 약 1만 달러(약 1000만 원) 정도 된다.

필자는 한의과대학에서 기초 서양 의학 과목을 강의하는데 아무리 여러 교과서를 뒤져봐도 극소수의 특별한 유전병을 제외하곤 병의 원인이 어디에도 나오지 않는다. 그러나 현실적으로 처방되는 치료약은 엄청 많다. 병의 원인을 모르면서 어떻게 치료할 수 있을까? 사실 제약 회사들은 병의 원인을 찾는 데 관심이 없다. 왜냐하면 약물로는 원인을 치료할 수 없고, 만약 사람들이 원인을 찾아 해결할 방법을 찾으면 제약업계는 근간부터 흔들리기 때문이다.

현대 의학의 근본적인 문제는 질병의 원인을 찾지 않고 무조건 증상을 없애는 데 초점을 맞춘다는 것이다. 이런 발상은 두 차례 세계 대전을 겪으면서 더 확고해졌다.

왜 적이 생겼는지, 무력을 쓰지 않고도 평화롭게 해결할 수 있는 방법을 찾아 고민하기보다 그냥 다 때려잡아 없애고 승리를 쟁취하는 것이 최종 목표였다. 이후 화학 무기가 농약으로 발전했고 농약이 약으로 발전했다. 이러한 발상이 결국 콜레스테롤은 무조건 낮추어야 하고, 바이러스는 무조건 죽여야 하고, 암덩어리는 무조건 제거해야 하는 현대 의학의 근본 개념이 되었다. 그 과정에서 정작 환자의 존재는 무시되기 일쑤다. 급성 감염이나 응급병을 제외한, 잘 못된 생활 습관으로 생기는 대부분의 병은 결코 약과 수술로 해결할 수 없다.

영화 〈패치 아담스〉에는 이런 장면이 나온다. 어느 날 담당 의사와 인턴들이 회진을 돌고 있을 때 환자 상태에 대해 열심히 설명하던 의사에게 인턴 중 한 명이던 패치 아담스(로빈 윌리엄스 분)가 갑자기 묻는다. "환자 이름이 뭐죠?" 담당 의사는 선뜻 대답을 하지 못하고 머뭇거리며 환자 차트만 뒤적인다. 환자를 소중한 생명을 지닌 존재가 아니라 단지 병을 치료해야 할 대상으로 보는 의료계 현실을 꼬집는 장면이다.

미국 내 의료 제도를 헬스케어라고 부르는데 정작 건강을 관리하는 경우는 없고 질병만 관리하기 때문에 질병케어라고 불러야 한다. 미국 선거 때마다 각 후보들은 더 나은 의료 제도를 실시하겠다고 큰소리치지만 나쁜 생활 습관은 그대로 둔 채 약과 수술에만 의존하는 현 체계에서는 답이 없다. 공화당이나 민주당이나 제약업계를 넘어서지 못하는 현실이 슬프다.

제약 회사가 태어나면서 현대 의학은 변질되었고, 제약 회사가 성장하면서 현대 의학은 괴물이 되었다.

약의
민낯

한자의 '약(藥)'은 백골(白)을 실(絲)에 묶어 나무(木)로 받쳐놓고 풀(艸)로 덮어놓는다는 뜻이다. 한마디로 무덤이란 얘기다.

프랑스의 철학자 볼테르는 "의사들은 자신들이 조금 알고 있는 약물을 거의 모르는 병을 치료하기 위해 전혀 모르는 몸속에 주입한다"고 약물 사용의 문제를 비꼰 적이 있다.

미국이 경제, 과학, 군사 분야 등에서 다른 나라에 비해 압도적으로 두각을 드러내고 있지만 그에 못지않게 세계 1위를 차지하는 분야가 바로 약물 소비량이다. 미국의 인구는 전 세계 인구의 약 6%밖에 안 되지만 전 세계에서 생산되는 약의 50%를 소비한다. 진통제의 경우 전 세계 생산량의 80%를 미국인이 복용한다. 미국인 다섯 중 세 명은 한 가지 이상의 처방전 약을 복용하고 60세가 넘으면 대부분 혈압 약, 콜레스테롤 약, 관절 약을 기본으로 수면제, 위산억제제, 항우울증제, 당뇨 약을 복용한다.

최근 전미지질협회(National Lipid Association)에서는 두 살부터 콜레스테롤 검사를 해야 한다고 주장했다. 콜레스테롤 약은 판매 1위를 차지하는 블록버스터다. 머크 회장이 간부 회의에서 "전 세계 모든 사람이 평생 복용할 수 있는 약을 만들라"고 지시했다는데 곧 현실이 될 듯싶다.

현대 의학의 목적은 건강(Health)이 아니고 부(Wealth)다. W에 쫓겨난 H는 병원 옥상의 구조 헬기장 바닥에 쓸쓸히 남겨졌다.

이렇듯 어마어마한 양의 약물을 복용하니 당연히 약물 부작용 문제가 심각해질 수밖에 없다. 미국에선 의사가 적절히 처방한 약물을 복용하고 사망하는 사람의 수가 매년 약 25만 명에 달한다. 이 수치를 쉽게 설명하면 약 700여 명의 승객을 태운 초대형 점보 여객기 한 대가 매일같이 추락하고 있는 셈이다. 약을 복용하고 사망한 숫자가 교통사고로 숨진 숫자보다 많다. 또 약의 부작용으로 발생하는 사회적 비용은 약 1000억 달러(약 100조 원)가 넘는다. 2017년 통계에 의하면, 50세 이하 미국 성인의 사망 원인 1위가 마약성 진통제였다.

약의 아홉 가지 문제점을 정리하면 다음과 같다.

첫째, 약은 자연적인 대사 과정을 차단함으로써 다른 부작용을 일으킨다. 예를 들면 안티히스타민 계통의 알레르기 약은 뇌에서 기억력에 필요한 콜린 생성을 억제해 기억력 감퇴나 문제 해결 능력을 떨어뜨린다. 이 약물을 장기간 복용한 환자 그룹을 대상으로 MRI 검사를 실시한 결과 뇌 크기가 줄어들었고, PET 스캔 검사에서는 뇌파 활동이 줄어들었다는 결과가 보고되었다.

둘째, 약이 간과 신장에 영향을 끼쳐 생기는 부작용이다. 모든 약에는 반드시 부작용이 따른다. 처방전이 필요한 약이든 환자가 직접 구입할 수 있는 약이든 마찬가지다. 모든 약물은 복용하면 반드시 간을 거친다. 처방 약물의 50%는 1단계인 간 해독 과정에서 처리되는데 약물 자체가 1단계에 필요한 효소 기능을 억제해 간의 해독 기능을 직접 방해할 수 있다. 특히 약물을 해독하는 처리 능력은 개인에 따라 차이가 큰데, 예를 들어 글루타티온이 많은 사람들은 해독 능력이 높다. 즉 약의 부작용에 심하게 시달리는 경우 글루타티온이 적다고 볼 수 있다. 일반적으로 약물 설명서에 적혀 있는 구토, 어지럼증, 두통 등은 간 기능이 떨어졌을 때 나타나는 증상과 매우 비슷하다. 소염진통제는 신장을 파괴한다. 한 연구에서는 미국에서 신장 투석을 받는 환자의 약 15%가 약물 섭취로 인해 신장이 파괴된 경우라는 결과를 보여주었다.

셋째, 서로 다른 종류의 약을 같이 먹을 때 약성이 어떻게 작용하는지 알 수 없다. 독성학에서 1 더하기 1은 10이 될 수도 있고 100이 될 수도 있다.

넷째, 개인차를 고려하지 않은 획일적인 처방이 내려진다. 효과가 없거나 부작용에 시달리면 운이 없는 것으로 여긴다.

다섯째, 약물은 증상을 억제할 뿐 원인을 치료하지 않는다. 굴뚝에서 연기가 난다는 이유로 굴뚝을 막는 꼴이다.

여섯째, 약물 실험은 주로 백인 남성을 대상으로 한다. 당연히 타인종이나 여자들에게 효과가 약하거나 더 큰 부작용을 일으킬 위험이 높다. 최근 시장에서 유통이 금지당한 약물의 80%는 여성 복용자에게서 심각한 부작용을 일으킨 것으로 나타났다. 여성은 호르몬 작용 때문에 남성과 생리학적으로 큰 차이가 있지만 약물 임상 시험 대상에서 제외되는 경우가 일반적이다. 또한 아이들은 단지 '작은 성인'이 아닌데도 성인 남성을 대상으로 나온 결과를 몸무게 비율 공식으로 계산하여 아이들에게 처방하기 때문에 많은 부작용을 일으킨다.

일곱째, 약물 사용이 연구 논문에 근거한다 해도 그 논문은 고의적으로 선택됐을 가능성이 높다. 약물의 부정적인 결과가 나온 연구 논문은 학회지나 의학 저널에 실리지 않거나 아예 처음부터 연구 자체가 불가능한 경우가 많다.

여덟째, 약물이 특정 영양소 흡수를 방해하거나 과다 배출시켜 몸에서 결핍을 일으키는 경우다.

위산억제제는 비타민 B_{12}, C, 엽산, 철분을 방해하고, 항생제는 비타민 K, 엽산, 프로바이오틱스, 칼슘을 방해하고, 혈압강하제는 아연, 마그네슘, 칼륨, 비타민 B_6를 방해하고, 변비완화제는 칼슘, 비타민 B_2, B_{12}, A, D, E, K를 방해하고, 콜레스테롤 저하제는 비타민 A, D, E, K를 방해하고, 당뇨제는 비타민 B_{12}를 방해하고, 소염제는 비타민 C, 엽산, 칼슘을 방해하고, 항암제는 비타민 B_{12}, 엽산, 칼슘을 방해한다.

이처럼 약물 복용은 영양학적으로 많은 문제를 일으키지만 실제 진료실에서 약을 처방하는 의사들이 영양소 문제를 설명하거나 부족한 영양소를 섭취하도록 당부하는 경우는 거의 없다.

아홉째, 제약 회사에서는 약물 임상 시험을 할 때 실험자나 연구자의 선입견이나 편견을 배제하기 위해 진짜 약 복용 여부를 알 수 없는 이중맹검을 쓴다. 그런데 이중맹검을 해도 진짜 약을 복용하는 실험자들은 약의 부작용을 경험하기 때문에 자신이 진짜 약을 복용한다는 사실을 알 수 있고 그 약에 대한 믿음은 실제 약의 치료 효과로 나타날 수 있다. 그럴 경우 당연히 약물은 효과가 있다는 연구 결과가 나온다. 하지만 그 약이 허가를 받아 대량으로 소비되면서 부작용 사례가 발생하고 심각한 경우엔 회수 조치되고 제약 회사는 법적 소송에 연루되기도 한다. 물론 그동안 제약 회사는 떼돈을 번다. 뛰어난 약의 임상 결과와 판매 승인이 전부가 아니다.

많은 의사들이 '무지'와 '편견'이라는 약에 중독되어 있다.

세상에서
가장 위대한 의사

　　동서양 의학 역사를 보면 당대 유명했던 의사들은 의학자이기 전에 철학자요 사상가들이었다. 즉 눈에 보이는 물질 현상뿐만 아니라 눈에 보이지 않는 인간의 의식과 정신에 대한 심오한 깨달음이 있었기에 환자의 병은 물론이고 병에 걸린 환자를 보는 안목이 깊었다. 그래서 환자들의 심신을 치료할 수 있는 삶의 대가들이었다. 그러나 연봉과 학벌 위주의 현대 사회에서는 사람 됨됨이의 기준이 점수로만 매겨지면서 정교한 의학 기술과 높은 지식은 갖추었지만 인격과 교양이 부족한 의사들이 적지 않게 배출되고 있다.

　　그 좋은 예로, 최근 미국 의사 2만 7278을 대상으로 조사했는데 남자 의사의 12.9%와 여자 의사의 21.4%가 음주 과다나 알코올 중독의 문제를 가지고 있다는 결과가 발표됐다. 그리고 음주 문제는 곧 의료 사고와 연관이 높은 것으로 나타났다.

　　또 다른 연구를 보면 미국인을 대상으로 한 전화 인터뷰에서 약 79%의 환자들이 의사를 믿는 것으로 나왔는데, 의사 1900명을 대상으로 설문 조사한 결과에서는 약 10%의 의사들이 환자들에게 거짓말을 하고, 약 33%의 의사들이 환자들에게 의료 실수를 숨기며, 약 40%의 의사들이 환자들에게 의사와 제약 회사 간의 내부 거래를 숨기는 것으로 나타났다.

한국의 의사들을 대상으로 한 이런 연구 결과는 없지만 여전히 의료 현장에서는 의사가 갑의 위치에 있고 환자들은 그저 따를 수밖에 없는 상황이 많다. 그러나 의학 지식은 더 이상 의사들의 전유물이 아니고, 건강의 주체가 되기 위해 노력하는 환자들은 현대 의학에만 의존하지 않는 시대로 바뀌고 있다. 이제 의사들은 일반인들이 현대 의학을 불신하는 이유가 무엇인지 냉철하게 들여다보고 더 높은 도덕과 윤리 의식으로 스스로의 위치를 재정립해야 한다.

자칫하면 의사가 '믿는 도끼'가 될 수 있다. 세상에서 가장 위대한 의사는 환자의 몸 안에 있고, 그 몸을 만든 힘이 곧 환자를 고친다.

착한 의사는 "환자에게 해를 끼치지 않는다(Do no harm)"는 선서를 지키고, 나쁜 의사는 "환자에게 알려진 해를 끼친다(Do known harm)"는 선서를 지킨다.

필자는 착한 의사가 되려고 노력한다. 필자가 환자를 볼 때의 철학은 다음과 같다.

"환자가 치료받아 나으면 신의 뜻이고 안 나으면 나의 잘못이다."

진료실에서 빛나는 의사

요즘 한국 종편 방송에 의사들이 나오는 프로

그램이 제법 있다. 예전에는 전문가 자격으로 조언하는 역할에 그쳤지만 지금은 '얼짱닥터'니 '몸짱닥터'니 하며 직접 프로그램을 맡아 다양한 의학 지식부터 업계 비밀까지 소개한다. 의학 정보와 재미를 갖춘 교양 예능 짬뽕 프로인데, 출연하는 의사들 중엔 협찬비 형식으로 돈을 내고 나오는 경우도 많다고 한다. 현행 의료법에는 방송에서 병원 광고를 직접 할 수 없게 되어 있는데 이런 식으로 하면 직접 광고하는 셈이다.

명의(名醫)는 방송을 탈 수 있지만 방송 탄다고 모두 명의는 아니다. 의사 가운은 진료실에 있을 때에야 그 빛을 발한다. 돈 주고 찍은 방송 출연 사진이 병원 복도에 걸릴 때마다 병원은 기념관이 된다. 환자는 관람객이 아니고, 치료비는 입장료가 아니다. 실력으로 영리를 추구하는 영리한 의사가 많아지기를 바란다.

똑똑한 의사들이 재미와 지식을 전달하는 것은 좋은데 문제는 시청자들의 실천 여부다. 뭐든 알아도 실천이 없으면 내 것이 되지 않는 법이다. 그리고 의사들이 다 아는 것도 아니기 때문에 잘 선별해서 들을 수 있는 내공이 필요하다. 사실 건강해지려면 이런 방송만 보지 말고 밖으로 나가서 햇볕 쪼이며 동네 한 바퀴 뛰는 것이 더 나을 수도 있다.

현대 의학
꼬집기

하나, 한 연구에서 우울증 약과 성요한씨풀 (St. John's wort) 추출물과 위약이 우울증 개선에 미치는 영향을 알아보는 임상 시험을 했는데 세 가지 모두 우울증 개선에 큰 차이가 없다는 결과가 나왔다. 이 연구에서 중요한 것은 많이 복용되는 우울증 약이 효과가 미미하다는 내용인데, 주류 의학계와 언론에서는 이런 내용보다는 성요한씨풀의 효과가 더 높지 않다는 결과만 가지고 영양 치료나 자연의학이 필요 없다는 무용지물론을 내세웠다. 뭣이 중한지를 전혀 모르는 무리들이다.

둘, 2019년에 의학계에서 노인층의 심장병을 예방할 목적으로 아스피린 복용을 권하던 의료 지침을 앞으로는 중단한다고 발표했다. 그동안 중풍이나 심장병을 예방하는 데 오메가3 오일 성분(DHA, EPA)이나 커큐민(강황 성분)이 출혈 위험이 있는 아스피린보다 더 효과적이고 안전하다는 연구 결과가 그토록 많이 나왔는데 들은 척도 하지 않다가 이제야 뒷북을 친다.

셋, 산모가 병원에서 분만하는 과정에 대해서도 쓴소리 한마디 하고 싶다.

대소변은 앉아서 보는데 왜 아기는 누워서 낳게 하나? 산모는 이루 말할 수 없는 고통을 겪고 있는데 의사만 편하면 되나? 또 임신은 질병이 아니고, 특정한 경우를 제외하면 대부분의 임신부는 환자가 아닌데 왜 병원에서 임신 초기부터 관리해야 하나? 산부인과인가 죽은부인과인가?

넷, 문재인 케어에 반대하는 양방 의사들이 있는데, 의료보험법이나 정책이 아니라 증상만을 억제하는 현대 의학의 패러다임에 반대하는 것이 더 중요하지 않을까? 떡볶이가 맛없는데 양을 많이 주든 적게 주든, 싸게 팔든 비싸게 팔든 무슨 의미가 있을까?

'의사가 행복해야 환자가 행복하다'는 피켓을 보고 토 나올 뻔했다. 판검사가 행복하면 범죄자가 행복한가?

다섯, 현대 의학은 항상 근거 중심 의학을 지향하지만, 일반인에게 알려지는 대부분의 의학 기사는 소위 전문가 혹은 특정 치료법을 개발한 회사나 연구실의 일방적 주장이나 의견들이다. 따라서 가짜 뉴스까지는 아니어도 객관적이고 신뢰할 만한 내용이 아닌 경우가 많다. 비슷한 주제를 다룬 여러 연구 논문을 종합해서 검토한 결과가 가장 높은 수준의 의학 뉴스이고, 보건 당국이나 제약 회사나 특정 이익 단체와 관련되지 않은 독립적 연구 결과가 더 믿을 만하다. 전문가가 전부는 아니다.

여섯, 현행법상 의사들은 성폭행, 강도 그리고 살인 등의 중범죄를 저질러 징역형을 받아도 면허가 유지되고 의료 관련 법령 위반으로 의사 면허가 취소되어도 대부분 면허를 다시 받는다. 다른 전문직은 금고형 이상의 판결을 받으면 자격이 취소되는데 의사 직종만 유일하게 예외다. 미국 같으면 상상도 할 수 없는 일이다. 또 의료 사고가 났을 때는 피해자나 가족들이 스스로 피해 상황을 입증할 책임을 진다. 그래서 중환자실에 CCTV 설치를 의무화하라는 시민들의 목소리가 높다. 의사의 메스와 강도의 식칼을 차별하지 않는 사회를 만들어가야 한다.

자연치유를 방해하는
소염진통제

소염진통제는 가장 많이 쓰이는 가정상비약이면서 가장 많은 부작용을 일으키는 약이다. 타이레놀, 아스피린, 애드빌, 게보린 등 종류도 다양하고, 성분이 약간씩 다르지만 염증을 억제한다는 공통점이 있다. 그러나 염증은 스스로 병을 치유하려는 몸의 자연적인 반응이다. 열을 내서 병균을 몰아내고, 혈관을 확장시켜 영양소를 공급받고, 노폐물과 죽은 조직을 제거해서 치유하는 과정이다. 그런데 소염진통제는 이 과정에 관여하는 프로스타글란딘의 기능을 방해함으로써 염증을 억지로 낮추어 치료를 지연시킨다. 또 위출혈, 위궤양, 어지럼증, 구토, 전립선염, 불면증, 급성 신부전증 등의 부작용이 있고 상습 복용에 빠지기 쉽다. 특히 타이레놀은 간에 독성 물질로 작용하여 미국에서는 이미 어린이용 타이레놀은 판매가 금지되었다.

소염진통제 못지않게 흔히 쓰이는 약물이 스테로이드제다. 강력한 항염 작용이 있어 각종 통증, 알레르기 등에 사용된다. 워낙 강한 약 성분 때문에 효과가 즉시 나타나 '마법의 약'으로도 불리지만 약성이 강한 만큼 부작용도 크다. 대표적인 것으로 약효가 떨어지면 증상이 더 심해지는 리바운드 현상, 체중이 느는 쿠싱 증후군, 면역 기능 저하, 피부 약화 등이 있다. 특히 관절 부위가 약해지고, 부신에서 스스로 코르티솔을 만들지 못하도록 억제해 호르몬 불균형이 생긴다.

그리고 진통제 중에서 가장 많이 남용되는 약이 바로 해열진통제다. 열이 난다는 건 몸이 외부의 균과 열심히 싸우고 있다는 증거다. 특히 아이들의 경우, 함부로 약을 먹여 열을 내리면 오히려 몸의 저항력을 떨어뜨리게 된다. 열이 난다고 무조건 해열제를 먹이는 것은 밤에 애가 운다고 무조건 테이프로 입을 막는 것과 같은 행위다. 세 살 미만은 38도, 세 살 이상은 40도까지 올라도 약을 먹일 필요가 없다. 머리를 차가운 수건으로 식혀주고 따뜻한 물을 먹이면서 며칠 지켜보다 별 차도가 없으면 그때 병원에 가도 늦지 않다. 뇌 손상은 그리 쉽게 일어나지 않으니 걱정하지 말자. 지나치게 걱정하는 부모가 이미 뇌 손상을 입었을 가능성이 더 크다.

배앓이나 설사가 동반되면 식용 숯가루, 프로바이오틱스, 싱거운 된장국 등을 먹이고 배를 살살 문질러준다. 해열제나 감기약은 함부로 쓰지 말자. 스스로 병과 싸워 이기면서 튼튼해지려는 아이의 성장통을 옆에서 잘 지켜보자.

우울증을 일으키는
우울증 약

약리학에서는 역설적 효과(paradoxical effect)란 용어를 자주 사용한다. 쉽게 말하면 약물로 치료하려 했던 증상이 오히려 약물 복용으로 나타나는 경우다. 대표적인 약물이 바로 프로작, 팍실 등의 항우울제다. 항우울제는 세로토닌이란 뇌신경 전달 물질이 다시 흡수되는 것을 억제하는데 그 과정에서 우울증이 부작용으로 나타난다. 우울증이 더 심해지면 자살이나 살인으로 이어질 수 있다.

미국에서 가끔씩 터지는 총기 난사 사건이나 유명인들의 갑작스러운 사망 사건과 깊은 연관이 있는 약물이 바로 항우울제와 리탈린으로 판매되는 과잉행동 장애(ADHD) 억제제다. 한 연구에 따르면, 항우울제를 복용하는 환자 250명당 1명은 폭력 사건에 연루된 것으로 나타났다. 또 2011년 한 해에 약 5000만 건의 항우울제가 처방되었는데, 이를 환산하면 약물 부작용으로 약 15만 8000건의 폭력 사건이 일어난 것으로 추정할 수 있다.

항우울증제의 또 다른 부작용은 살인이다. 총기 규제가 허술한 미국에서 대량 살상 사건의 범인이 복용했던 경우다. 우울증은 부작용 없는 자연요법으로 얼마든지 해결할 수 있는데 안타깝다는 생각이 든다.

현재 미국 내 40~50대 중년 여성의 약 25%가 항우울제를 복용한다. 의사나 제약 회사에서 사용하는 진단법에 따르면, 바보와 '광녀'들을 제외하곤 모두 우울증에 해당될 정도다. 그러나 최근 발표된 연구에선 단기간 약을 복용한 환자에게는 효과가 전혀 없는 것으로 나왔고 장기간 복용한 경우에도 15%에서만 효과가 나타났으며 85%는 만성 우울증으로 발전했다는 결과가 나왔다.

우울증은 단순히 세로토닌 부족증이 아니다. 따라서 세로토닌 재흡수를 억제하는 약물로는 절대 고치지 못한다. 또한 우울증은 정신력이나 의지력이 약해서, 또는 성격 장애나 인간성의 문제로 생기는 병이 아니다.

우울증의 원인은 매우 다양한데 그중 대표적인 것이 장염이다. 장은 제2의 뇌라고 불릴 정도로 뇌의 건강과 밀접한 관계가 있다. 그래서 평소 장이나 뇌에 염증을 일으키는 설탕, 식용유, 가공식품을 끊고 채소, 발효 식품, 프로바이오틱스, 비타민 D를 충분히 섭취해야 한다. 또 머리만 쓰지 말고 운동이나 여러 신체 활동으로 몸을 충분히 써야 행복 호르몬인 세로토닌의 기능이 좋아진다.

음식을 바꾸고 몸을 잘 쓰면 결국 우울증은 완치된다.

두 얼굴의
항생제

항생제는 인체에 침입한 박테리아를 제거하
는 역할을 해왔다. 그러나 무분별한 항생제 남용은 오히려 면역 기
능을 약화시키는 결과를 낳았다. 항생제가 장내 유산균을 제거함으
로써 유해균이 증식하고 항생제에 내성을 가진 슈퍼박테리아가 나
타난다.

1942년 박테리아의 한 종류인 스타필로코쿠스가 처음으로 발견
되었는데 페니실린에 내성을 갖게 되었다. 그리고 1946년에 이미
페니실린 내성을 가진 임질균이 발견되었다.

2001년 의학 저널에 실린 연구에 의하면, 일반 슈퍼마켓에서 수
거한 포장 소고기, 돼지고기, 닭고기를 조사한 결과, 80%가 항생제
내성을 가진 박테리아에 감염된 것으로 나타났다.

항생제 내성균이 나타난 원인은 크게 세 가지다.

첫째는 무분별한 항생제 남용이다. 특히 한국의 항생제 처방률은
세계 1등이고, 처방받은 약을 가족이나 지인들과 나눠 먹는 '정다운'
문화는 정말 큰 문제다.

둘째는 가축에게 항생제를 사용한 결과다. 저렴한 가격에 대량생산을 하려다 보니 열악한 환경에서 사육되는 가축들의 전염병을 예방하거나 치료하기 위해 엄청난 양을 먹이고 잔류 항생제는 고스란히 사람에게 옮겨간다.

셋째는 제약 회사에서 폐기하는 항생제가 하천, 강, 호수, 토양 등을 오염시킨 결과다. 특히 노동비 절감을 위해 중국이나 인도 같은 나라에 세워진 제약 회사 공장 주변 지역의 피해는 엄청나다. 여기에는 일반 가정에서 먹다 남은 항생제를 변기에 버리는 행위도 한몫한다.

일부 박테리아나 곰팡이균은 세포벽이 없는 세포를 만들어낸다. 항생제는 세균이 세포벽을 생성하지 못하도록 하는데 이런 경우에는 소용이 없다. 세포벽이 없는 세균들은 인체 면역 기관의 레이더망에 잡히지 않는 '스텔스 병원균'이 된다. 이 병원균은 몸속 어디든 마음대로 돌아다니며 건강을 해친다. 미국 질병통제센터의 통계에 따르면, 해마다 약 1만 3000명이 약물에 내성을 지닌 박테리아 감염으로 사망한다고 알려져 있다.

그리고 항생제 성분은 약에만 들어 있는 것이 아니다. 요즘은 비누, 치약, 주방 세제, 세탁 세제, 화장품, 양말 등에도 들어 있고, 완전히 용해되지 않은 성분은 토양에 흡수되거나 바닷물로 유입되어 결국 인체뿐만 아니라 동식물에게까지 악영향을 미치고 있다.

미국인들이
약을 많이 복용하게 된 이유

미국 사람들이 약을 많이 복용하게 된 것은 제약 회사의 엄청난 영향력 때문이라고 할 수 있다. 단편적인 예로 미국에서 많이 유통되는 대부분의 잡지에 가장 많이 나오는 광고가 바로 약물 광고다.

2016년 5월 16일자 《타임》을 보면 표지에 지카바이러스라는 글자가 눈에 띈다. 지카바이러스가 재앙을 불러일으'kill'지도 모른단다. 아니, 인류가 온갖 바이러스와 모기의 공격에도 꿋꿋하게 살아온 세월이 얼마인데 새삼 이들을 공격하는가? 위생 환경이 좋고 면역력이 튼튼하면 바이러스 몇 마리 들어와도, 모기한테 좀 수혈해도 괜찮다. 무식한 누구 때문에 사람들까지 모기약을 공짜로 엄청 먹게 생겼다.

이런 걸 표지에 실어서 이익을 보는 사람들은 누구일까?

표지를 넘기니 콜레스테롤을 낮춘다는 주사약 광고가 대문짝만하게 실려 있다. 먹는 약도 아니고 주사약 광고를 버젓이 한다. 콜레스테롤 높은 것하고 심혈관 질환하고 아무 상관 없다는 연구가 쏟아져 나와도 들은 척조차 안 한다. 다른 위험 인자가 있을 때 콜레스테롤이 높으면 문제가 될 수도 있지만 이 역시 식습관과 운동으로 얼마든지 해결 가능하다.

이런 걸 첫 광고로 대문짝만 하게 실어서 이익을 보는 사람들은 누구일까?

잡지 중간에는 작은 기사로 미국에서만 1년에 의료 과실로 사망하는 사람이 25만 1454명이고, 암과 심혈관 질환에 이어서 사망 원인 3위라는 연구 결과가 실려 있다.

이런 중요한 내용을 작은 기사로 실어서 이익을 보는 사람들은 누구일까?

잡지뿐만 아니라 텔레비전에서도 엄청 많은 약물 광고가 나오는데 특히 미국에서는 처방전이 필요 없는 약뿐만 아니라 처방전이 필요한 약까지도 텔레비전에서 직접 광고한다. 이런 나라는 전 세계에서 미국과 뉴질랜드뿐이다. 물론 복용 시 부작용이 있을 수 있으니 전문가와 상담하라는 글귀가 나오기도 하지만 화면 하단에 깨알 같은 글씨로 한 번 나오고, 그조차 빠르게 지나가버려 읽기가 거의 불가능하다. 또한 부작용을 음성으로 알려주기도 하는데 워낙 말이 빨라 정확히 알아듣기 힘들다.

2012년 통계에 따르면, 제약 회사가 1년에 약 850억 달러를 벌어들인 것으로 밝혀졌다. 그야말로 엄청난 금액인데 여기서 광고비로 지급한 돈이 약 270억 달러로 전체 약품 개발과 연구비의 두 배 정도 된다. 제약 회사의 영향력은 일반인을 대상으로 한 매체 광고에만 그치지 않고 약을 처방하는 의사와 의료법을 제정하는 국회의원들을 면밀히 관리하는 데에서도 알 수 있다.

제약 회사에는 약 7만 명 이상의 영업 사원이 있는데 이들이 미국 내 70만 명의 의사에게 온갖 편의를 제공하며 그들을 집중적으로 관리하고 있다. 또 미 의회에는 535명의 의원이 있는데 의회에서 활동하는 제약 회사 로비스트가 약 1400명이다. 의원 한 명당 세 명의 로비스트가 활동하는 셈이다. 일부 제약 회사에서 의사들의 처방 약 구입률을 높이려고 전직 치어리더 출신의 섹시한 여성들을 영업 사원으로 채용한다는 뉴스는 이미 나온 지 오래다.

그들만의 리그

무조건 약물에 의존하여 치료하려는 의사도 문제지만 이를 관리 감독하는 미 보건 당국 역시 이런 문제에서 결코 자유롭지 못하다. 지금까지 미국 내에서 판매되다가 심각한 부작용을 일으켜 회수 조치된 약물들은 모두 미국 식품의약국(FDA)에서 승인받은 것들이었다. 결국 일단 승인부터 해준 뒤 부작용으로 사망자가 발생하면 판매 금지를 내리고 회수 조치하면 된다. 물론 그동안 엄청난 수익을 올린 제약 회사는 자신들에겐 껌값에 지나지 않는 보상비 몇 푼을 피해자에게 지급하면 그만이다. 더 놀라운 사실은 허가를 내준 보건 당국은 어떤 책임도 지지 않고, 의회의 제재를 받지도 않는다는 점이다.

이런 이해하기 어려운 현상은 어쩌면 당연한 일일 수 있다. 왜냐하면 제약 회사 간부 출신이 보건 당국 책임자로 가고, 보건 당국 책임자 출신이 제약 회사 간부로 가는 이른바 '회전문 인사 발령'이 비일비재하게 일어나기 때문이다. 엄청난 재력과 권력을 가진 제약 회사가 보건 당국, 의과대학, 미디어, 과학계를 좌지우지하며 무차별적인 마케팅을 벌인 결과다.

종합 건강검진의 4가지 문제

새해 결심의 단골손님 중 하나가 '건강'이다. 건강을 챙길 때 당연하게 여기는 것이 정기적인 건강검진이다. 그런데 이미 여러 연구에서 정기적인 건강검진은 질병 예방 효과가 크지 않고 오히려 오진이나 불필요한 추가 검사 등의 부작용을 낳는다는 결과가 나왔다. 일부 고위험군의 경우엔 그에 해당되는 검사가 필요하겠지만 지금처럼 무분별하게 시행되는 정기 검사는 반드시 재고되어야 한다.

종합 건강검진에는 네 가지 문제가 있다.

첫째는 개개인의 생활 습관, 위험 요인, 가족력 등을 고려하지 않고 무조건 모든 사람에게 똑같은 검사를 시행한다. 미국에서는 먼저 주치의가 기본 검사를 하고 나서 2차 검사를 해야 할 경우 전문의에게 보내 필요한 항목만 검사하는데 한국은 처음부터 증상이 없는 환자도 온갖 검사를 받게 한다. 의사들 입장에서는 놓칠 수 있는 부분을 우려해 방어 진단의 의미로 검사를 권하기도 한다. 그래서 현대 의학에서 파는 가장 비싼 약이 '만약'이라는 말까지 나온다. 하지만 외국 의사들이 들으면 '난센스'라며 고개를 흔든다.

둘째는 검사에 사용하는 기기가 점점 발달해서 별문제가 되지 않는 아주 미세한 부분까지 다 찾아내는 바람에 불필요한 2차 검사나 치료로 이어진다. 이 과정에서 환자와 가족들에게 엄청난 심리적 스트레스를 안겨준다.

셋째는 검사 과정에서 불필요하게 방사선이나 전자파에 노출되거나, 내시경 검사 중 출혈 등의 위험이 있고, 조영제가 알레르기 문제를 일으키거나 발암 물질로 작용할 수 있다.

한 번의 CT 스캔 검사로도 흉부 엑스레이 100장을 찍을 때 나오는 방사선의 양에 노출된다. 그런데 종합검진이라는 명목으로 무분별한 CT 스캔 검사가 너무 많이 시행되고 있다. 미국에서만 해마다 7000만 건 이상 검사가 이루어지는데 그중 3분의 1은 의학적으로 필요하지 않은데도 시행된다는 연구 결과가 있다.

최근《내과학기록(*Archives of Internal Medicine*)》학술지에 발표된 내용에 따르면, CT 스캔 검사가 1만 4500건의 사망과 2만 9000건의 암을 유발하는 것으로 나타났다. 한 번 검사를 받을 때 40밀리시버트(mSv) 정도의 피폭량에 노출되는데 10mSv로도 암이 발생할 수 있다. 한국의 경우 미국에는 없는 종합검진이란 명목으로 온갖 장기 검사가 기본 사항에 들어 있어 그 피해는 훨씬 더 심각할 것으로 추측된다. 이처럼 방사선 노출 위험 때문에 CT 스캔 검사 대신 MRI 검사를 선택하는 경우도 있지만 MRI는 강력한 전자기장을 만들고, 여기서 나오는 전자파가 건강을 해친다.

방사선을 이용한 암 치료에서는 1000~2000msv 정도의 피폭량이 노출된다.

넷째는 검사를 받은 사람들이 정기적인 검사에서 정상으로 결과가 나오면 다음 검사 때까지 건강에 별다른 주의를 기울이지 않고 생활한다. 질병이 없으면 건강하다고 여기는 사람들이 많다. 건강검진은 예방의학보다 사망 진단에 가깝다.

특히 예방의학이라는 미명하에 별 증상 없는 사람이 검사를 통해 조기에 병을 발견한다는 장점도 있지만 처음부터 병에 안 걸리도록 조치를 취하는 것이 진정한 예방의학이다. 현대인들은 갑자기 병에 걸리지 않는다. 뒤늦게 발견할 뿐이다. 평소 자신의 일, 잠, 스트레스, 인간관계, 음식 등을 돌아보고 특히 냉장고가 무엇으로 채워져 있는지 살피는 것이 중요하다.

책상과 수첩이 우리 머릿속이고, 냉장고가 우리 배 속이다.

동네에 큰 병원 들어선다고 좋아하는 주민들이 있다. 그러나 사람들이 건강해져서 병원이 줄어들어야 정상 아닌가? 현대 의학교에 빠진 맹신도들이 너무 많다.

질병은
어떻게 탄생하는가?

지난 몇 년 동안 전 세계를 공포에 몰아넣었던 천연두, 사스, 광우병, 조류독감, 돼지독감에 이어 2014년에는 에볼라까지 등장했었다.

지금까지 미국에서 네 명의 환자(모두 의료계 종사자)가 나왔지만 미국에 사는 일반인이 에볼라에 걸릴 확률은 내가 '어벤져스'에 캐스팅될 확률보다 낮다.

이미 많은 매체를 통해 에볼라 질병에 대한 여러 가지 사실이 알려지고 있는데 왜 에볼라가 발생했는지에 대해선 별로 언급되지 않는다. 그저 서아프리카 국가들은 원래 낙후한 지역이어서 전염병이 많다고 생각하기 쉽다. 하지만 에볼라가 발생한 이유는 바로 돈이다.

오랫동안 내전이 심해 사회, 경제가 불안한 가운데 다이아몬드와 몇 가지 천연 광물이 풍부한 서아프리카에 유럽 자본이 들어가면서 자연이 훼손되었고, 경제적으로 어려움을 겪던 주민들이 에볼라의 숙주인 박쥐를 잡아먹고 살면서 바이러스가 사람에게 전염되었다. 면역력이 튼튼하면 에볼라에 걸려도 이겨낼 수 있지만 위생 시설과 영양 공급이 제대로 갖추어지지 못한 지역에 살면 당연히 면역력이 약해질 수밖에 없으므로 많은 사람들에게 전염이 확산되었다. 지금 세계보건기구나 제약 회사는 공포 마케팅을 통해 안전성이 입증되지 않은 실험 단계의 약물을 마구 쓰면서 주주들의 이익만 생각한다. 에볼라는 공기 전염이 안 되기 때문에 빠르게 퍼져 수많은 사상자를 낼 수 없다.

또한 에볼라 문제는 이미 오래전부터 알려져 있었지만 제약 회사는 치료제와 백신 개발을 하지 않았다. 거액의 연구비를 들여 개발해봐야 가난한 일부 아프리카 국가에만 해당되는 시장성 없는 상품이 되기 때문이었다. 요즈음 항생제 개발이 별로 없는 이유도 고혈압이나 당뇨 같은 장기간 지속적으로 소비가 가능한 제품에 비해 항생제는 돈벌이가 되지 않기 때문이다.

세상에서 가장 무서운 갑질

지난 2016년 브라질 올림픽을 앞두고 미디어를 통해 지카바이러스가 소두증의 원인으로 알려지면서 브라질 올림픽을 취소해야 한다느니, 백신을 개발해야 한다느니 전 세계적으로 완전 난리가 났었다. 그런데 당시 4780건의 의심 사례 가운데 404건만 소두증으로 확인되었고, 그중 17건만 혈액 검사를 통해 지카바이러스 감염이 확인되었다.

소두증은 열악한 위생 환경, 영양실조, 무분별한 살충제 사용, 백신 등 다양한 원인이 복합적으로 작용한 결과이지 지카바이러스만

이 원인은 아니다.

지금까지 주류 의학계는 사스, 조류독감, 돼지독감, 에볼라 등등 거의 해마다 아무 죄도 없는 바이러스나 모기한테 누명을 씌워 온 인류가 사라질 것처럼 생난리를 쳤는데 결과적으론 효과도 없는 백신이나 약물 팔아먹는 제약 회사만 떼돈 벌게 해주었다. 다음에는 또 어떤 녀석을 몰아세워 공포 마케팅을 펼칠지 벌써부터 궁금하다.

이런 병들은 공통점이 있다.

1. 어떤 특정 병균이 병을 일으킨다고 발표된다.

2. 이 병이 전 세계에 퍼져 인류에 대재앙이 된다고 발표된다.

3. 이 병을 구제할 유일한 방법은 약물과 백신이라고 발표된다.

4. 시간이 흘러도 대재앙은 발생하지 않고 일반인들의 머릿속에서 사라지지만 그동안 제약 회사는 떼돈을 번다.

자본주의, 관료주의, 편향된 연구에 매몰된 보건 당국, 세계보건기구, 제약 회사와 이들의 주장만 앵무새처럼 되풀이하는 미디어를 견제할 수 있는 바른 시민 의식과 가치 중립적이고 양심 있는 과학자들의 연구 활동만이 저들의 갑질을 막을 수 있다.

세상에서 가장 힘 있고 무서운 갑질은 주류 의학계가 떠는 호들갑질이다.

유방암 검진을 둘러싼
논란

여성 건강을 위협하는 심각한 질병 중 하나가 유방암이다. 최근 여성 9만 명을 대상으로 25년간 추적 조사한 결과, 메모그램 검사는 유방암 발병률이나 사망률을 줄이는 데 별 도움이 되지 않는 것으로 나타났다. 오히려 메모그램을 받은 여성의 22%가 오진 때문에 불필요한 치료를 받은 것으로 나타났다.

최근 유방암 조기 진단을 위한 메모그램 검사 가이드라인이 새로 정해졌다. 그동안 메모그램 검사의 효용성에 대한 논란이 계속 제기되었는데, 이제 앞으로는 50세 이후 여성들은 2년에 한 번 검사를 받고 75세가 넘으면 받을 필요가 없다고 나왔다. 40대 여성들에게 검사받으라는 기존의 권고는 철회되었다. 결국 그동안 수많은 여성들이 불필요한 검사를 받느라 시간은 물론 돈까지 낭비한 데다 때로는 오진으로 인한 스트레스와 쓸데없는 치료를 받아온 셈이다.

엑스레이 검사 때 나오는 방사선이 돌연변이 유전자를 일으키거나 유전자의 안정성을 파괴한다는 사실은 이미 과학적으로 증명되었다. 좀 더 정확히 표현하면 방사선 자체가 암세포를 만드는 것이 아니라 인체가 방사선에 노출될 때 체내에서 만들어진 다량의 활성 산소가 정상 세포를 파괴하거나 암세포로 만든다. 그래서 임신부나 임신 가능성이 있는 경우 태아 세포에 영향을 미칠 수 있기 때문에 엑스레이 검사를 받을 수 없는 것이다.

다음은 엑스레이를 이용한 메모그램 검사의 문제점이다.

첫째, 검사 중 방사선에 노출되어 암세포가 생기거나 유방 조직이 눌리면서 전이될 수 있다. 특히 BRACA1과 2라는 유전인자를 가진 경우나 엑스레이에 더 민감한 특정 유전자 질환(Ataxia-telangiectasia) 이 있는 경우 소량의 방사선 노출에도 암이 생길 수 있다. 실제로 전체 유방암의 약 20%가 이 경우에 해당한다.

둘째, 단순한 양성 종양이나 물혹을 악성 종양으로 오진해 불필요한 2차 검사나 치료를 받게 되고, 이 때문에 환자는 커다란 정신적 스트레스에 시달리게 된다.

셋째, 유방 조직의 밀도가 높을 때 암세포와 구분하는 것은 불가능하다.

넷째, 폐경기 여성의 경우, 유방 세포가 방사선에 더 민감해져서 검사를 받을 때마다 약 1%씩 암 발생 확률이 높아진다. 즉 40세부터 해마다 검사를 받는다면 50세에 이미 암 발생률이 10% 높아져 있다는 것을 뜻한다.

기능의학에서는 메모그램 검사 대신 민감한 온도 차를 측정하는 체열 측정(thermography) 검사를 권한다. 또 평소에 습관적으로 자가 진단을 하면 좋다.

제2장 • 자연은 언제나 옳다

김 부장의
하루

샐러리맨 김 부장이 자명종 소리에 눈을 비비며 침대에서 일어난다. 맨발로 카펫을 밟고 화장실로 향한다. 화장실 세면대에서 양치질을 하기 위해 수돗물을 튼다. 칫솔에 치약을 짜서 양치질을 마치고 비누로 얼굴을 씻는다. 세수를 마치면 건조한 피부를 위해 화장품을 바른다. 안방으로 돌아와 어제 세탁소에서 찾아온 양복과 새로 구입한 와이셔츠를 입고 주방으로 가서 아침 식사로 시리얼에 우유를 부어 먹는다. 식사를 마치면 종합 영양제를 두 알 삼키고 현관문을 나선다.

이번엔 독성 물질만 골라서 볼 수 있는 안경을 쓰고 다시 한번 살펴보자.

샐러리맨 김 부장이 자명종 소리에 눈을 비비며 포름알데히드와 브롬화 물질이 주성분인 불활성제로 코팅된 침대에서 일어난다. 맨발로 벤젠과 스티렌으로 처리된 카펫을 밟고 화장실로 향한다. 화장실 세면대에서 양치질을 하기 위해 불소와 염소가 함유된 수돗물을 튼다. 칫솔에 불소, 인공색소, 방부제, 인공감미료, 거품제, 각종 화학 물질이 들어 있는 치약을 짜서 양치질을 마치고 방향제, 계면활성제, 인공색소, 각종 화학 물질이 들어 있는 비누로 얼굴을 씻는다. 세수를 마치면 건조한 피부를 위해 계면활성제, 인공색소, 방향제, 각종 발암 성분이 들어 있는 화장품을 바른다. 안방으로 돌아와 어제 세탁소에서 찾아온 트리클로로에틸렌과 헥세인이 남아 있는 양복과 방향제가 남아 있는 새 와이셔츠를 입고 주방으로 간다. 아침 식사로 각종 합성 비타민과 색소, 방부제, 인공감미료가 들어 있는 시리얼에 항생제, 호르몬이 남아 있는 우유를 부어 먹는다. 식사를 마치면 각종 화학 물질, 색소, 방부제가 들어 있는 종합 영양제를 두 알 삼키고 현관문을 나선다.

위의 예는 김 부장의 하루 24시간 생활 중 한 시간 남짓 동안 화학 물질에 노출되는 정도를 보여준다. 만약 김 부장의 나머지 하루 일과를 추적해본다면 얼마나 많은 화학 물질에 노출될지 가늠하기가 쉽지 않다. 이런 일상이 하루 이틀이 아니고 몇 달, 몇 년 동안 반복된다면 김 부장의 건강은 어떻게 될까?

무서운 현실

독성 물질과 관련된 몇 가지 통계를 살펴보자. 현재 약 50만 가지 이상의 인공 화학 물질이 전 세계적으로 사용되고 있으며, 그중에서 호르몬 기능을 방해하는 화학 물질은 약 1000가지쯤 된다.

매년 약 5000가지 이상의 새로운 물질이 시장에 쏟아져 나온다.

선진국 국민 한 명당 평균 약 700가지 이상의 화학 물질이 음식, 식수, 공기를 통해 흡수된다.

미국 성인 여성이 하루에 사용하는 세면·목욕 용품은 평균 12가지이고, 여기에는 175개의 화학 성분이 들어 있다. 이 중 약 30%는 발암 성분으로 알려져 있다.

미국 캘리포니아 의과대학에서 임신부들의 양수를 검사했는데, 163가지의 독성 물질이 검출되었고 이 중에는 이미 40년 전부터 사용이 금지된 성분도 있었다.

한 환경 그룹에서 신생아의 탯줄 내 혈액을 검사한 결과, 287가지의 독성 물질이 검출되었다.

미국 임신부의 모유를 검사한 결과, 불활성제가 검출되었는데 그 수치가 유럽 지역 임신부의 모유보다 75배나 높았다

인류는 핵전쟁이나 기후변화나 정치 이데올로기가 아니라 독성 물질로 망할 수 있다는 사실을 잊지 말자.

핵보다 무서운
플라스틱

인류가 발명한 많은 물질 중에 생활의 편리함을 널리 가져다준 것이 바로 플라스틱이다. 해마다 플라스틱 생산량은 폭발적으로 증가하고 있으며, 플라스틱의 중요성은 전기와 비교될 정도가 되었다. 현대 과학 기술은 중합체라는 거대 분자를 생산해 플라스틱으로 어떤 형태든 만들어낼 수 있게 되었을 뿐만 아니라 영원히 소멸되지 않는 물질을 창조했다.

1997년 암과 환경 문제에 관한 국제회의에서 다음과 같은 내용이 발표되었다. 1990년대에 들어오면서 14세 이상 아이들의 암 발병률이 급격히 높아졌는데(고환암 60%, 골암 50%, 뇌암 30% 증가를 보였다) 그 주원인을 젖병, 유아용 식기, 조리 기구 등에 포함된 비스페놀 A 성분으로 의심하고 있다. 플라스틱 성분 중 비스페놀 A(BPA)는 음식 용기, 젖병, 장난감 등에 들어 있으며 뜨거운 물에 닿으면 유해 성분이 발생한다. 최근 발표된 연구에 따르면, 종이 영수증에도 많은 것으로 나타났는데 단지 5초만 손으로 만져도 피부를 통해 흡수된다. 한국에서는 BPA 프리 용지가 나왔지만 미국에선 아직도 비스페놀

영수증을 사용한다.

앞으로는 필요 없는 영수증은 받지 말고 받더라도 확인한 뒤 즉시 버리는 습관을 들여야 한다. 보물단지처럼 핸드백과 지갑에 모셔놓았던 영수증은 과감히 버리자. 가게에서 영수증을 받는 대신 이메일로 받는 방법도 좋다. 꼼꼼하게 영수증 챙기다가 꼼꼼하게 병에 걸릴 수 있다.

출납원으로 일하는 사람들은 장갑 착용이 필수다. 제일 좋은 건 아예 영수증이 생기지 않게 소비를 줄이는 것이다. 삶에서 원하는 물건과 필요한 물건을 잘 구분하는 지혜가 필요하다.

프탈레이트는 플라스틱의 유연성을 높이기 위해 첨가되는 물질인데, 2003년 하버드 대학의 연구 결과를 보면 소변 샘플에서 프탈레이트가 다량 검출된 실험자는 정자 수가 일반인에 비해 5배나 부족한 것으로 나타났다. 2007년 9월, 영국의 《가디언》은 플라스틱으로 만든 비닐봉지를 '인류 최악의 발명품'으로 선정하며, 그 이유로 비닐봉지가 치명적인 환경 오염을 유발하여 인류의 건강과 환경에 악영향을 끼치고 있다는 점을 들었다.

전 지구가 미세 플라스틱으로 덮여가고 있다. 지금도 엄청난 양의 플라스틱 제품들이 바다에 버려져 거대한 섬을 이룰 정도이고, 각종 해양 생물체의 생명을 위협하고 있다. 심지어는 바닷소금의 90%에서 미세 플라스틱이 발견되었다는 뉴스까지 나왔다. 한 통계에 따르면, 1초에 약 1500개의 플라스틱 물병이 바다에 버려지는 것으로 나타났다.

내가 무심코 사는 일회용 생수병, 아들이 입는 마이크로파이버 운동복, 아내가 마켓에서 받아온 비닐봉지 등이 모두 지구 생명체를 천천히 죽이고 있다. 작은 소비 활동이 거대한 쓰나미가 된다. 소비는 줄이면서 친환경 소재를 개발하도록 업계를 압박하자.

우리는 지금 미래의 후손들이 살아갈 지구를 미리 빌려 쓴다는 인디언의 격언을 마음에 깊이 새기자.

햇빛의
누명

햇빛이 피부암의 원인이라고 우기는 건 결혼이 이혼의 원인이라고 우기는 것처럼 어이없는 일이다. 햇빛은 오래전부터 인류와 공존해왔고 조상들은 평생을 햇빛에 노출되어도 아무 문제가 없었는데 갑자기 햇빛을 피부암의 원인이라고 매도하는 건 자연에 대한 모욕이다. 또한 햇빛 노출이 없는 부위에 피부암이 생기는 걸 보더라도 이 주장은 말이 안 된다. 실제로 대표적 피부암인 악성 흑색종의 75%는 햇빛에 노출되지 않은 부위에서 발생한다. 오히려 햇빛 노출을 피하고 선크림 사용이 보편화되면서 피부암 발생은 더 늘어났다. 게다가 피부암은 백인들이 주로 걸리는 병이라 유색 인종과는 거리가 멀다. 실제로 일조량이 부족한 영국, 덴마크, 노르웨이, 캐나다에서 피부암 발생이 높다.

그리고 햇빛과 관련된 잘못된 습관이 선글라스 착용이다. 연애인도 아닌데 꼭 선글라스를 끼는 사람들이 많다. 선글라스는 겨울 스키장이나 여름 바닷가처럼 햇빛 반사가 강한 경우가 아니면 가급적 쓰지 않는 것이 좋다. 햇빛의 다양한 자연광선이 눈을 통해 흡수되어 뇌를 자극하면 자율신경과 생체 리듬이 활성화되어 건강에 좋다. 창문 유리나 자동차 유리를 통해 들어오는 햇빛을 쬐는 것보다 직접 햇빛에 노출되는 것이 낫다. 색안경을 끼고 세상을 보면 심신 건강에 안 좋다.

빛을 봐야 빛처럼 살 수 있다. 어둠의 자식들은 빛과 소금 대신 빛과 속음으로 산다. 기미 생길까 봐 테러리스트처럼 완전무장한 어둠의 자식들은 무장을 해제하라.

선크림 제대로 알자

일반적으로 선크림 제품이 태양 광선으로부터 피부를 안전하게 보호해줄 거라고 생각하지만 실제로는 선크림을 바른 사람들이 피부암 중 하나인 흑색종에 더 잘 걸린다는 임상 결과가 있다. 또 제품 성분 중에 파바(PABA), 이산화티타늄 등의 발암 물질이 들어 있는데 이런 물질을 장기간 사용했을 때 어떤 부작용이 일어나는지 알려진 연구 결과는 없다. 선크림이 피부암을 일으키는 UVA는 차단하지 못하고 반대로 비타민 D 합성에 중요한 역할을 하는 UVB를 차단하는 문제도 있다. 또 선크림은 바른 후 30분 이상 지나야 그나마 효과가 나타나고 45분마다 발라줘야 하는데 대부분의 소비자들은 이런 지침을 모르고 그냥 선크림을 바르기만 하면 안전할 것이라고 생각한다.

인체의 피부에는 멜라닌 세포가 있는데 일단 피부가 햇빛에 노출되면 멜라닌이란 천연 색소를 만들어 피부를 보호한다. 말하자면 천연 선크림인 셈이다. 물론 이런 천연 선크림도 장시간의 태양 광선을 당해낼 힘이 없다.

선크림에도 화장품처럼 다양한 화학 물질이 들어 있는데, 특히 문제가 되는 성분이 나노 입자로 첨가된 이산화티타늄이다.

나노 입자는 특수한 물성을 나타내기 위해 매우 작은 치수로 만들어진 입자다. 1나노미터(nm)는 1마이크로미터(μm)의 1000분의 1이다. 이산화티타늄이 햇빛을 차단하는 효과가 있어 예전부터 선크림 제품에 넣었는데 피부에 바를 때 하얗게 남는 문제를 보완하기 위해 나노 입자로 만들어 넣게 되었다. 오늘날 시판되는 선크림 제품 대부분에 들어 있다. 현재 선크림에 들어 있는 이산화티타늄 한 개의 크기는 20~30nm 정도다. 그런데 문제는 이런 나노 물질이 햇빛에 노출되면 산화되어 세포를 파괴하거나 암을 일으킬 수 있다는 사실이다. 그 이유는 어떤 물질이 원래 크기보다 작아지면 화학적 특성이 완전히 달라져서 독성을 가질 수 있기 때문이다.

이미 수많은 연구를 통해 이산화티타늄이 건강을 해치는 독성 물질이라고 밝혀졌지만 아직까지도 안정성에 관한 객관적인 연구는 시행된 적이 없고, 보건 당국과 업계는 계속 안전하다는 주장만 되풀이한다. 이산화티타늄은 하얀 색조를 띠는 성질이 있어 각종 세면용품, 화장품, 도자기, 페인트, 세라믹, 플라스틱, 알약 코팅 등에도 사용된다.

선크림은 흔히 아동용 제품이 더 안전한 것으로 알려져 있지만 성분도 성인용과 별 차이 없고, 더 안전한지에 대해 연구된 적도 없다. 특히 옥시벤존이라는 성분은 호르몬 교란을 일으키므로 이 성분이 함유된 제품은 반드시 피해야 한다. 스프레이는 사용하기 편하지만 스프레이를 뿌릴 때 들이마시면 호흡기에 더 나쁘다. 또 인화성 물질이 들어 있어 위험하다. SPF 지수가 높을수록 좋은 것으로 알고 있는데 오히려 지수가 낮은 제품을 자주 바르는 것이 효과적이다. 일부 제품들은 의사들이 권고해서 믿을 만하다고 알려져 있지만 이 제품들이 더 안전한지 연구된 적은 없다.

현대 문명이 낳은
4가지 불량 기기

과학 기술이 발달하면서 생활의 편리함을 제공하는 각종 기기들이 개발되어 삶이 나아진 부분도 있지만 예상치 못하게 건강에 부작용을 낳기도 하는데 대표적인 몇 가지 경우를 살펴본다.

첫째는 밤낮없이 들여다보는 스크린이다. 낮에는 청색 광선이 포함된 자연광선을 쬐어야 건강해지지만 밤에는 청색 광선이 많이 나오는 스크린 활동을 최대한 줄여야 한다. 밤에 스크린 활동을 계속하면 시각을 통해 들어온 청색 광선이 뇌를 자극해 뇌는 아직도 낮이라고 착각한다. 그러면 수면에 필요한 호르몬을 만들지 않거나 숙면을 방해한다.

컴퓨터, 텔레비전이나 핸드폰 사용을 자제하는 것이 가장 좋고 부득이하게 사용해야 할 경우에는 청색 광선을 차단해 화면이 주황색으로 보이는 필터나 화면 앱 등을 사용하면 된다. 유흥업소를 들락거리는 오렌지족과는 차원이 다르다.

둘째는 현대식 화장실이다. 옛날 재래식 화장실을 쓰는 후진국엔

치질·변비 환자가 거의 없다. 그러나 현대식 좌변기를 쓰는 서구 문화를 받아들인 나라일수록 문제가 많다. 현대식 좌변기는 외관상 그럴듯해 보이지만 변을 봐야 하는 인체 구조에는 적합하지 않다. 구시대 생활 양식처럼 쭈그려 앉으면 복압이 올라가지 않으면서 장에 적절한 자극이 가서 일을 훨씬 쉽고 빠르게 볼 수 있다. 그리고 비데보다는 '푸세식'이 훨씬 좋다. 변기에 앉았을 때 다리가 올라가는 받침대도 좋고, 보기 싫은 정치 기사가 나온 신문 깔고 일을 봐도 좋다.

셋째는 냉장고다. 냉장고가 없던 시절에는 그날그날 재료를 사서 음식을 해 먹어야 했고 며칠 두어도 쉽게 상하지 않는 종류라도 찬장에 보관하고 바로 소비했지만 지금은 일주일에 한 번 장을 보고 냉장고에 보관하는데 일주일을 넘기는 것은 기본이고 심지어 몇 주까지 두기도 한다. 가공식품이 아닌 자연식품인 경우 아무리 냉장고에 보관한다 해도 육안으로는 싱싱하게 보이지만 수확한 직후부터 영양소 손실이 일어나기 때문에 가급적 빨리 소비하는 것이 좋다. 특히 냉동고에 보관하는 식품들은 안심하는 경우가 많은데 더더욱 조심해야 한다. 옛날 냉동고는 저온 상태를 계속 유지하는 과정에서 성에가 자주 끼었지만 요즘 냉동고는 저온 상태만 유지하지 않고 온도가 올라갔다가 다시 내려오도록 설계되어 있다. 덕분에 성에가 끼는 문제는 없어졌지만 음식이 녹았다가 다시 얼면서 상할 가능성이 있다.

넷째는 전자레인지로 불리는 마이크로웨이브 오븐이다. 여기에 음식을 데우면 전자파가 단백질을 변성시키거나 몸에 좋은 식물 영양소가 파괴된다. 또 플라스틱 용기를 데우면 환경 호르몬까지 나와 더 나쁘다. 패스트푸드 음식은 전자레인지에 데워서 파는 경우가 많으므로 더욱 피해야 한다. 러시아는 전자레인지 생산 및 판매를 금지시켰다. 전자레인지 대신 오븐, 중탕, 에어드라이, 찜통 등을 권한다. 편리함에 건강을 팔 수는 없다. 죽은 음식은 죽은 자들의 몫이다.

항공 여행이
건강에 나쁜 이유

가끔씩 대형 항공 사고가 생길 때마다 비행기를 타는 것이 위험한 일처럼 여겨지지만 사실 교통수단 중에선 가장 안전한 편에 속한다. 그러나 항공 여행이 건강에 나쁜 첫 번째 이유는 전자파와 방사선 노출 때문이다. 일반 가전제품에선 저주파수 전자파가 발생하고, 와이어리스 기기에선 고주파수 전자파가 발생하는데 우리 몸에 더 위험한 것이 고주파수 전자파다. 한마디로 비행기는 고주파수 전자파 덩어리라 할 수 있다. 게다가 비행기 안에서 와이어리스 기기까지 사용하면 전자파와 방사선으로 몸을 튀긴다고 해도 과언이 아니다.

두 번째는 비행기 내부의 열악한 공기 환경이다. 이미 1999년에 비행기 내부 공기가 석면을 포함한 각종 화학 물질과 세균으로 오염되어 이를 호흡하는 승무원과 승객에게 알레르기를 비롯해 여러 가지 건강 문제를 일으키는 항공 독성 증후군(Aerotoxic syndrome)이란 용어가 등장했다. 일반적으로 비행하는 동안 외부의 공기는 필터를 통해 들어와 컴프레서를 거친 다음 에어컨디셔너를 통과해 비행기 내부에 있던 공기와 섞이는데 그 과정에서 기기에 묻어 있는 기름이나 화학 물질에 열이 가해지면서 공기에 흡수되어 내부에 퍼진다. 그 때문에 승무원이나 승객들이 비행기 안에서 휘발유 비슷한 냄새를 맡기도 한다. 항공 독성 증후군의 주요 증상으로는 코흘림, 기억력 감퇴, 두통, 균형 감각 상실, 근력 약화 등이 있다. 항공업계나 보건 당국은 아직까지 항공 독성 증후군을 인정하지 않지만 젊은 나이에 갑자기 사망하는 승무원의 동료들이나 가족들은 이 증후군을 사망 원인으로 믿고 있다.

또 실제로 여행하다 보면 방금 도착한 비행기가 다음 목적지로 출발할 때까지 아주 짧은 시간 대기하기 때문에 그동안 기내를 깨끗이 청소하지 못하는 경우를 자주 본다.

가급적 항공 여행을 자제하고, 부득이한 경우에는 여행 전후에 충분한 휴식을 취하고 물을 많이 마시면서 해독에 도움에 되는 영양소를 섭취하면 좋다. 또 비행기 안에서는 가급적 음식을 먹지 말고, 와이어리스 기기는 사용하지 않는 것이 좋다.

항공 마일리지가 쌓일 때마다 건강 마일리지는 줄어든다는 슬픈 현실을 잊지 말자.

독성 중금속의 폐해

미 환경청이 1979년에 발표한 300쪽짜리 보고서에 의하면, 미국 내 건강 문제를 일으키는 두 번째 요인은 독성 중금속이라고 했다. 하지만 거의 40년도 더 지난 지금 독성 중금속 사용은 그때와는 비교가 되지 않을 만큼 증가했고, 그 결과 중금속이 인체에 미치는 영향도 훨씬 심해졌음을 알 수 있다. 건강에 악영향을 미치는 중금속으로는 알루미늄, 카드뮴, 비소, 구리, 납, 니켈, 수은 등이 있다. 이것들은 신경계, 면역계, 소화계, 호르몬 기관, 신장 등에 독소로 작용한다.

중금속 중에서도 수은의 경우, 문제가 매우 심각한데 인체 내에서 비타민이나 조효소 역할을 억제함으로써 정상적인 생리 기능 및 기억에 필요한 아세틸콜린 합성을 방해한다.

인체가 수은에 노출되는 방법은 크게 세 가지인데 가장 흔한 경로가 바로 충치 치료에 사용되는 아말감을 통해서다. 수은은 약 150년 전부터 충치를 때우는 데 쓰였다. 그전에는 금이나 은으로 충치를 치료했는데 수은이 훨씬 저렴한 데다 강한 재질이어서 차츰 널리 사용되기 시작했다.

아말감 성분은 수은(50%), 은(40%), 기타 물질(10%)로 이루어져 있다. 미 치과협회나 대부분의 치과 의사들은 아말감의 수은 성분이 건강 문제를 일으키지 않는다고 공식적으로 부인하지만 음식물이나 껌을 씹을 때, 뜨거운 음료나 차를 마실 때, 이를 닦거나 이 치료를 받을 때 증발하거나 성분 자체가 빠져나와 인체 내에 흡수된다. 아말감의 수은은 입이나 장의 세균에 의해 메틸수은 형태로 바뀌는데 이 성분은 자연 상태의 수은보다 독성이 훨씬 강하고 흡수가 빠르며 몸 안에서 장기간 축적된다. 아말감 치료를 받은 35명에게 10분간 껌을 씹게 한 뒤 호흡 측정을 통해 증발된 수은의 양을 조사한 결과, 껌을 씹기 전보다 수은이 약 6배나 증가한 것으로 나타났다.

성인 한 사람이 열 개의 아말감을 가지고 있다면 하루에 빠져나오는 수은의 양은 30μg 정도다. 이 수치는 미국 식품의약국에서 정한 안전 수치(2.89μg/하루)의 10배에 해당한다. 이처럼 아말감을 통해 흡수되는 수은의 양은 결코 적지 않다. 더 심각한 문제는 이런 현상이 아말감을 제거하지 않는 한, 평생 동안 일어난다는 점이다.

아말감의 주성분인 수은은 환자뿐만 아니라 치과 분야 종사자의 건강에도 영향을 미친다. 치과 분야 종사자들의 소변에서 검출되는 수은의 양은 일반인보다 2배가 높았고, 장기간 일한 치과 의사의 경우 4배나 높게 나타났다는 연구 결과가 있다.

두 번째는 예방접종을 통해서다. 백신에 함유된 수은이 심각한 이유는 수은 중에서도 인체에 가장 치명적인 메틸수은이라는 형태로 들어 있기 때문이다. 미 환경청에서 정한 하루 최대 안전 수은량은 0.1mcg/kg이다. 그런데 갓 태어난 신생아에게 접종되는 B형 간염 백신에는 12mcg의 수은이 들어 있으므로 신생아 몸무게를 3kg으로 가정하면 미 환경청에서 정한 양의 40배에 해당된다.

수은은 독감 백신을 비롯하여 다른 많은 예방접종에도 들어 있다. 현재 미국의 경우 일반 가정에서 수은 온도계가 깨져 수은이 노출되었을 때 반드시 해당 구역 정부 기관에 연락을 취해 시에서 이를 제거하고, 노출된 장소에 일주일 정도 출입을 금지하도록 법으로 정해져 있다. 그러나 온도계에 들어 있는 수은은 백신에 들어 있는 수은보다 더 안전한 형태다. 그런데도 현실적으로는 온도계의 수은보다 훨씬 독한 수은을 예방접종이라는 미명하에 아이들에게 직접 주입한다.

세 번째 경로는 음식물 섭취로 수은이 체내에 쌓이는 경우다. 수은이 들어 있는 농약이나 제초제를 뿌린 일반 곡물, 채소, 과일이나 생선을 섭취하면 몸에 수은이 들어온다. 생선 중에서도 참치, 황새치, 상어 같은 큰 물고기나 도시 근처 민물에 사는 생선이 수은 감염이 심한 것으로 알려져 있다. 그래서 특히 임신부들은 참치 섭취를 피하도록 권고받는다.

알루미늄은 자동차 부품, 페인트, 강화유리 등의 공업용품에도 많이 사용되지만 인체에 직접 맞닿는 충치 치료용 크라운, 식품 첨가물, 화장품, 알루미늄 캔, 조리 기구, 위산억제제, 치질 연고, 식수, 백신 등에도 들어가기 때문에 건강에 미치는 영향이 크다. 또한 고기,

생선, 밀가루 음식 같은 산성 식품이 알루미늄 용기나 포일에 직접 닿으면 알루미늄이 빠져나와 몸속에 흡수되기 쉽다. 특히 알루미늄 포일을 깔고 고기나 생선을 구워 먹으면 위험하다.

그리고 납, 카드뮴 등 어떤 중금속도 인체의 어떤 대사 과정에든 전혀 필요하지 않다. 평소 중금속에 노출되지 않도록 조심하고 혈액, 소변, 머리카락 등을 통한 기능의학 검사에서 몸에 중금속이 많이 쌓여 있다고 나오면 적절한 해독 요법으로 배출시켜야 한다.

불소
싫소

　　제2차 세계대전 때 알루미늄 산업이 발달하
면서 그 부산물로 나왔던 불소는 원래 산업 폐기물이었는데 업계에
서 항균 효과가 있다는 사실을 발견하고 의학계를 속여 충치를 예방
한다는 명분으로 치약과 수돗물에 첨가시켰다. 사실 자연계에 일반
적으로 존재하는 형태인 불화칼슘(CaF_2)은 지하수나 우물물에 함유
되어 있어 치아를 튼튼하게 하고 충치를 예방한다. 그러나 산업 폐
기물인 불소는 전혀 다른 종류다.

　불소는 치약 이외에도 신경가스, 철, 강철, 알루미늄, 구리, 납, 인
산염, 플라스틱, 가솔린, 벽돌, 시멘트, 음식 포장지, 유리, 세라믹, 진
흙 제품, 농약, 비료, 컴퓨터 회로판, 살충제, 스키 왁스, 냉각 가스,
테플론 플라스틱, 카펫, 방수복이나 프로작, 시프로 등의 약품을 만
드는 데 사용되고, 화력발전소나 핵무기 제조를 위한 우라늄 강화
처리 과정에서 배출되어 환경을 오염시켜왔다. 지난 수십 년 동안
엄청난 양의 불소 폐기물이 쏟아져 나왔다.

　다량의 불소를 배출하는 공장에서 일하거나 그 근처에 사는 사람

들이 불소의 영향을 가장 많이 받지만 불소 화합물은 미생물로 분해되는 물질이 아니기 때문에 먹이사슬을 통해 다른 지역에 사는 사람의 뼈와 치아에도 조금씩 쌓인다. 그런데도 미국 정부와 매스컴은 지난 50년간 불소(정확히는 불소 화합물)는 충치를 예방하는 안전하고 유익한 화학 물질이라고 계속 주장해왔다.

그러나 이미 여러 연구에서 독성 물질인 불소는 건강에 많은 문제를 일으키고 오히려 충치를 더 유발하는 것으로 알려졌다. 불소는 인체 내 62가지 효소 기능을 억제함으로써 노화, 암, 면역 기능 저하, 유전자 파괴, 손상된 DNA를 복구하는 효소 활동 방해, 관절염, 납 흡수 증가, 콜라겐 형성 방해, 근육통, 치매, 과잉행동 장애, 골절, 지능지수 저하, 갑상선 기능 저하, 항체 형성 방해 등을 일으킨다. 그래서 치약 제품 설명란에 권장량 이상을 삼키면 응급 상황이므로 독극물 처리반에 신고하라고 쓰여 있을 정도다. 특히 어린아이들이 삼키지 않도록 각별히 주의해야 한다. 시중에서 불소 무첨가 치약을 구입해도 좋다. 불소가 들어 있는 수돗물은 반드시 정수해서 마셔야 한다.

충치나 치석은 설탕이 들어간 음식을 최대한 줄이고 치실질을 꼭 하고 오메가3 지방산과 프로바이오틱스를 꾸준히 섭취하면 예방이 가능하다.

어느 조폭보다 무서운
전자파

향후 수년 내에 무인 자동차가 상용화될 것이다. 그런데 엄청난 양의 전자파를 송수신하는 각종 장치가 운전자와 탑승자뿐만 아니라 차 주변에 있는 보행자의 건강에도 심각한 영향을 미친다는 사실은 간과되고 있다. 곳곳에 5G 송수신탑이 세워지고 핫스팟 지역이 증가하고 핸드폰 사용이 늘어날수록 전자파 문제는 더욱 심각해질 것이다.

전자파가 플랑크톤에 미치는 영향에 관한 이전 연구 결과를 보면 와이파이에 노출된 플랑크톤은 96시간 만에, 3G에서는 72시간 만에, 4G에서는 48시간 만에 죽었다. 5G는 더 엄청난 전자파를 방출한다. 실제로 최근에는 5G 송수신탑 근처에서 새들이 떼죽음을 당한 현상이 발견되었고, 5G 기술이 인체에 무해하다는 객관적인 연구 결과는 아직까지 발표되지 않았다.

최근 벨기에는 5G 사용을 금지한다고 발표했다. 편리함과 안전함을 건강과 바꿀 수는 없다. 전자파에 푹 익은 디지털 통닭구이가 되기는 싫다. 인생에서 속도보다 중요한 것이 방향이라는 말이 있는

데, 이는 스마트폰에도 해당된다. 사실 속도라는 말에는 방향의 개념이 들어 있어 속력이란 말이 더 정확하다. 5G 안 터진다고 속상해하며 사는 사람들이 있는데, 차라리 속 터지는 것이 암 터지는 것보다 백배 낫다.

전자파의 위험을 줄이는 몇 가지 방법이 있다. 무선으로 작동하는 전화, 게임기, 알람, 아기용 모니터, 전자레인지, 헤어드라이어 등의 사용을 줄인다. 금속성 물질은 전자파를 흡수하는 안테나 역할을 하기 때문에 나무 재질로 된 침대를 사용한다. 이동통신 수신탑으로부터 400미터 내에 살지 않는다. 고압선 근처에 살지 않는다. 인터넷을 사용하지 않을 때는 라우터나 와이파이 기기를 끈다.

빠름 좋아하다가 빨리 가는 수가 있다. 스마트폰 사용은 자제하고 집의 아이들과 더 놀아주자.

안전한 핸드폰 사용법

핸드폰의 통화가 연결되는 순간에는 평상시보다 약 20배 높은 전자파가 발생하기 때문에 몸에서 조금 뗀 다음 통화한다. 밀폐된 실내에서는 전자파가 더 높아지므로 사용을 최소화한다. 블루투스 기술이 아닌 종류의 헤드셋을 사용한다. 블루투스를 사용하면 편리하지만 전자파의 위험이 높아진다. 만약 핸드폰을 사용할 때 두통이나 귀에서 통증을 느끼면 전자파에 민감한 경우이므로 사용을 줄여야 한다. 두개골이 얇아 전자파의 영향을 더 받는 어린아이들이나 임신부도 조심해야 하는데 핸드폰을 목에 걸고 다니며 사용하면 태아에 영향을 줄 수 있다. 금속성 안경테, 귀걸이, 목걸이 등은 전자파를 높일 수 있으므로 주의한다. 통화할 때는 가급적 스피커폰을 사용하거나 문자 메시지를 이용한다. 핸드폰을 목에 걸거나 가슴 주머니에 넣고 다니지 않는다.

켐트레일을
아시나요?

　　세월호 3주기 때 하늘에 리본 모양의 구름이 나타나 하늘도 감동했다는 얘기가 돌았었다. 그런데 맑은 하늘에 큰 붓으로 그은 듯한 이런 하얀 줄기는 자연 구름도 아니고 일반 여객기에서 발생하는 비행운도 아니고 켐트레일이라는 인공 화학 물질이다. 독자들의 이해를 돕기 위해 간단히 설명하면 다음과 같다.

　　콘트레일(contrail)은 비행기가 영하 40도 이하의 고공을 비행할 때 자연스럽게 발생하는 기체로, '비행운'이라고 부르기도 한다. 수 초 내지 수 분 안에 사라진다. 지금은 항공 기술의 발달로 자연 비행운을 보기가 쉽지 않다.

　　반면 켐트레일(chemtrail)은 케미컬 트레일의 약자로 기후 조절, 생화학 실험, GMO 작물 성장, 전파 송출, 인구 감축 등을 위해 고의로 살포되는 화학 물질이다. 꼬리가 길고 바람이 없으면 몇 시간씩 형태를 유지하다가 서서히 흩어져 마치 자연 구름처럼 보인다. 주성분 중 하나가 알루미늄인데 최근 급증하는 치매 발병률과 연관이 있는 것으로 의심된다.

켐트레일을 뿌리는 비행기는 근거리에서 계속 이동한다는 특징이 있다. 반면 콘트레일을 만드는 일반 항공기는 한 번 지나가면 다시 돌아오지 않기 때문에 확실히 구분된다. 아직도 많은 사람들이 켐트레일의 존재를 모르고 켐트레일의 문제점을 지적하면 음모론자로 몰아간다. 켐트레일 현상은 한국뿐만 아니라 전 세계 대부분 지역에서 발견된다. 필자가 거주하는 애틀랜타에서도 날씨가 좋은 날이면 아침부터 어김없이 켐트레일이 뿌려진다. 필자는 아직까지 곧바로 증상을 느낀 적이 없지만 적지 않은 사람들이 켐트레일이 뿌려진 당일이나 그다음 날 알레르기나 호흡 곤란을 겪는다. 켐트레일을 한 번에 많이 뿌려서 바로 증상을 일으키면 사람들이 의심할 수 있기 때문에 소량을 뿌려 서서히 몸에 쌓여 건강을 해치는 소프트 킬링 방법을 사용한다.

2010년 일본 나고야에서 200개 국가의 환경과학자들이 모여 전 지구의 생태계를 파괴할 수 있는 켐트레일 살포를 중단하도록 유엔에 요구한 바 있고, 이미 한국을 포함해 전 세계적으로 켐트레일을 반대하는 시민 단체나 모임이 결성되어 정부를 상대로 실체 규명과 살포 금지를 요구하는 목소리가 높다.

한국의 켐트레일은 미군이 뿌리는 것으로 알려져 있다. 갈수록 심각해지는 미세먼지가 켐트레일과 깊은 연관이 있는 것으로 의심되기도 한다. 미세먼지가 미제(美製) 먼지로 읽히는 이유다. 켐트레일이 뿌려진 날은 실외 활동을 줄이고 폐 기능을 높이는 항산화 영양소를 더 섭취하는 것이 좋다.

감기의 원인은
바이러스가 아니다

　　겨울에 유난히 감기나 독감에 잘 걸리는 몇 가지 이유가 있다. 사실 감기나 독감을 일으키는 바이러스는 사시사철 어디에나 있지만 체온에서 잘 서식하기 때문에 면역력이 떨어지는 겨울철에 감염될 위험이 높다. 즉 감기나 독감의 원인은 바이러스가 아니고 면역력이 약한 몸이다. 깨끗했던 주방에 갑자기 개미가 생겼다면 개미를 욕할 게 아니라 개미가 모여들게 된 이유를 찾아야 한다. 겨울에 면역력이 약해지는 몇 가지 원인을 알아보자.

　　첫째, 각종 모임에서 설탕이 들어간 음식 먹을 기회가 많아지고 술자리도 많아진다. 면역세포는 특히 설탕에 약하다. 한 연구 결과에서는 설탕 100g을 한 번에 섭취했을 때 박테리아 제거에 중요한 역할을 하는 호중구의 기능이 줄어들었다. 설탕을 섭취하고 30분 정도 지났을 때 면역 기능이 저하되기 시작했고 이 현상은 다섯 시간 이상 지속되었다. 설탕 섭취 후 두 시간 내에 백혈구의 70%를 차지하는 호중구의 활동이 40% 이상 줄어드는 현상이 나타났다. 반면 복합 탄수화물을 100g 섭취했을 때는 면역 기능이 떨어지지 않았다.

둘째, 야외 활동이 뜸해지고 일조량이 줄어들면서 비타민 D가 부족해지기 쉽다. 한국처럼 위도가 높은 지역에서 사는 사람들은 겨울에 반드시 비타민 D를 챙겨 먹어야 하다.

셋째, 바이러스가 좋아하는 따뜻한 실내에서 오래 머무르다 보면 감염 기회도 더 높아진다.

넷째, 방학이나 휴가로 늦게 잠자리에 들고 늦게 일어나고 식사도 불규칙하게 하면 생체리듬이 깨지면서 면역력이 약해진다.

'내 탓이오 운동'은 겨울에 더 필요하다.

등잔 밑보다 어두운 손톱

우리가 자주 사용하는 인사법이 바로 악수다. 그런데 감기 같은 전염병을 가장 잘 옮기는 방법이 또한 악수다. 그렇다고 악수 대신 팔꿈치나 어깨를 부딪칠 수도 없고 원래 악수가 영어로 'handshake'니까 손을 붙잡지 않고 가까이서 손을 막 흔들면 좋겠다는 생각도 든다. 어쨌거나 감기에 안 걸리려면 평소 면역력을 튼튼히 하는 수밖에 없다. 특히 손에 있는 병균의 90%는 손톱 밑에서 살기 때문에 평소 짧게 자르고 손가락 끝을 손바닥에 비비며 씻는 것도 중요하다. 외과 의사들이 수술하기 전에 스펀지를 이용해 손가락 마디와 손가락 끝과 손톱 부위를 꼼꼼히 닦는 이유다.

바둑에서 악수를 두면 완전 망하는데, 인사할 때 잘못 악수하면 몸이 고생할 수도 있다.

미국에선 긴 방학이 끝나고 새 학기가 시작될 때 많은 아이들이 바이러스에 감염되었다는 뉴스가 종종 나온다. 개학을 맞아 좁은 학교 공간에서 생활하기 때문에 감염이 급속도로 퍼지는데 보건 당국이나 의사들은 그 원인을 모른다고 한다. 그러나 사실 원인은 너무 간단하다. 아이들의 면역력이 약하기 때문이다.

각종 독성 물질과 가공식품에 노출된 엄마가 임신을 하고 폐수에 가까운 양수 속에서 9개월을 살다가 태어나면 첫날부터 간염 예방주사를 시작으로 여섯 살까지 여러 가지 독성 물질과 중금속이 들어 있는 49개의 예방주사를 맞고, 영양 상태가 낮은 모유·분유나 사료에 가까운 나쁜 음식을 먹고, 조금만 아파도 항생제·해열제 등 온갖 약을 먹고 자란 아이들은 결국 면역력이 약할 수밖에 없다.

공장식 가축 신세와 별반 차이 없다.

의자왕과 하이힐은
건강을 망친다

텍사스 의대 연구진이 발표한 자료에 따르면, 두 시간 동안 계속 앉아 있을 때 20분 정도의 운동 효과가 없어지는 것으로 나타났다. 미국은 한국과 달리 앉아 있는 시간이 너무 많다. 보통 앉아서 세 끼니 챙겨 먹고, 앉아서 차 운전하고, 직장에서 하루 종일 앉아서 일하고, 집에 돌아와 자기 전까지 앉아서 텔레비전, 컴퓨터, 책 보다가 잠들면 거의 하루 종일 앉아 있던 셈인데 여덟 시간 잠자는 시간 빼고 대략 열여섯 시간을 앉아 있었다면 두 시간 40분 정도 운동을 해도 본전이란 뜻이다.

시간을 내서 운동하는 것도 필요하지만 계속 앉아 있지 말고 수시로 일어나 자세를 바꾸는 습관을 들여야 한다. 특히 앉아서 장시간 작업이나 공부를 할 경우 예전에는 한 시간에 한 번은 일어나서 스트레칭도 하고 자세도 바꾸라고 권고했지만 지금은 가능한 한 일어나서 일하다가 피곤하면 앉는 것이 더 좋다는 식으로 권고한다. 물론 오래 서 있으면 다리가 붓거나 하지정맥류에 걸릴 위험도 있지만 자주 자세를 바꿔주고 힘들 땐 앉았다가 일어나는 동작을 하면 된다. 오히려 장시간 앉아 있으면 허리뼈와 골반에 무리가 가고 다리를 들어 올리는 허리근이 지나치게 수축되어 요통의 원인이 되기도 하고, 거북목 증후군에 시달리거나, 어깨가 잘 뭉쳐 오십견에 걸리기도 한다.

학교나 사무실에서 책상 높낮이를 조절해 일어서서 일할 수 있는 책상을 사용하면 매우 효과적이다. 스웨덴은 모든 회사에 높낮이 조절 책상을 설치하도록 의무화했고, 각국의 많은 IT 관련 회사들도 직원이 원하면 높낮이 조절 책상을 제공하고 있다. 요즘은 목을 잘 받쳐주고 척추에 무리가 가지 않으며 양쪽에 팔걸이가 있고 여러 방향으로 조절이 가능한 첨단 기능을 갖춘 의자들이 많이 사용되지만 서 있는 자세를 통한 효과와는 비교가 되지 않는다.

의자를 오랫동안 사용하면 현대판 의자왕이 되고 나중엔 비참한 최후를 맞을 수 있다.

장시간 앉아 있는 활동이 갑돌이의 건강을 망친다면 하이힐은 갑순이의 건강을 망친다. 키가 155cm인 유명 가수 레이디 가가는 항상 하이힐을 신는데 무릎에 이상이 와서 잠정적으로 활동을 중단한다고 발표한 적이 있다. 하이힐은 골반, 무릎, 발목, 발과 종아리 근육에 무리를 주어 건강을 해친다.

인체는 다양한 크기의 톱니바퀴가 서로 연결되어 있는 구조와 흡사해서 어느 한 곳에 문제가 생기면 서로에게 영향을 미친다. 대학 새내기는 발 모양이 예쁜데 학창 시절 계속 하이힐을 신고 다녀서 나중에 졸업할 때 보면 발 모양이 크게 나빠진 모습을 쉽게 발견할 수 있다.

인체의 발바닥에는 수백만 개의 감각신경이 있는데 이들은 보행이나 운동 시 발바닥의 위치나 자세를 전기, 화학적 신호를 통해 뇌로 전달한다. 뇌에서는 발 주위의 여러 근육이 발목을 보호하고 외부 스트레스에 적절히 대응할 수 있도록 근육의 운동 기능을 조절한다. 발에는 26개의 뼈와 33개의 관절이 있고, 발바닥이 지면에 닿거나 떨어질 때 몸무게를 분산할 수 있도록 자연스러운 굴곡을 만든다. 하지만 바닥이 너무 두껍거나 발목 위까지 올라가는 신발이나 하이힐은 발바닥의 감각 기능을 떨어뜨리고 발목 부위의 근육을 필요 이상으로 보호하여 사고 위험을 높인다.

나와 상관없는 사람에게 예뻐 보이려고 발과 골반을 희생시키지 말자. 다른 사람 눈에 예쁘게 보이는 것보다 내 건강이 더 중요하다. 하이힐을 꼭 신어야 할 경우에는 들고 가서 바꿔 신고 평소엔 피하는 것이 좋다. 높은 힐을 킬 힐(kill heel)이라 부르는 이유는 건강을 죽이는 킬 힐(kill heal) 때문이다. 숏다리 남성들이 신는 키높이 구두창은 발바닥 전체를 들어 올리는 형태여서 발에 큰 무리를 주지 않는다. 신발 회사는 소비자의 건강보다 주주들의 지갑과 패션에 더 관심이 많다.

효과적인
금연 방법

주변을 보면 담배를 끊으려고 애쓰는 사람들이 제법 있다. 다이어트 환자 중에는 담배를 끊었다가 살이 쪄서 다시 피우는 경우도 있다. 애연가들은 자기 할머니는 담배 피우시고도 90세까지 잘 사셨다거나 영국의 윈스턴 처칠은 필터가 없는 독한 시가를 피우고도 90세 넘게 살았다고 우기는데, 나는 오히려 담배 때문에 그분들이 90세까지밖에 못 사셨다고 더 우긴다.

담배는 땅에 있는 수은을 잘 흡수하는 작물이라 담배 자체보다는 수은 때문에 건강을 해친다는 주장도 있다. 또 한방에서는 담배를 습한 기운을 말리는 식물로 여겨서 몸이 뚱뚱하고 잘 붓고 추위 잘 타고 습한 체질에는 흡연을 치료 방법으로 권하기도 한다. 그러나 니코틴뿐만 아니라 수많은 화학 물질이 들어 있는 담배는 분명 건강에 해가 더 많다. 지금까지 발표된 연구 결과를 보면 생활 습관 중에 질병을 일으키거나 질병과 깊은 상관관계가 있는 분명한 원인이 흡연으로 알려져 있어 금연은 건강에 도움이 된다.

금연하는 방법으로 약물 복용, 니코틴 껌, 니코틴 담배, 최면술, 한방 치료 등이 있지만 효과가 미미한 경우가 많다. 가장 좋은 방법은 의지를 가지고 단번에 끊는 것이지만, 이는 극히 일부 독종들에게 해당한다.

효과적인 금연 방법으로 행동 수정과 영양 섭취가 있다. 흡연이 습관으로 이어지는 것은 흡연 관련 호흡과 손동작이 몸에 배어 있기 때문이다. 일반적으로 담배를 피울 때는 연기를 흡입하고 조금 참았다가 삼키고 다시 내뱉는 동작을 반복한다. 그래서 담배를 피우고 싶을 땐 이런 식으로 몇 차례 호흡을 해보면 좋다. 또 간단한 스낵이나 과일을 집어 먹는 동작을 반복하면 마치 뇌가 실제로 담배를 피우고 있다는 착각을 하게 된다. 우리가 어렸을 때 새우깡으로 담배 피우는 모습을 흉내 내던 것과 비슷하다. 또한 담배 속의 니코틴이 도파민 생성을 자극해 중독에 빠질 수 있으므로 도파민의 재료인 타이로신이 풍부한 동물성 식품을 충분히 섭취하는 것도 중요하다. 또 흡연으로 스트레스를 풀기보다 운동이나 노래방 샤우팅이나 수다 떨기 등을 실천하는 것도 좋다.

굴뚝은 매연이 잘 배출되도록 모두 위로 열려 있는데 콧구멍은 아래로 열려 있다. 담배를 피우면 안 되는 과학적인 이유다.

제3장 • 소소하지만 확실한 건강 이야기

간의 해독 기능을
높이는 법

현대인의 건강을 해치는 대표적인 것이 바로 독성 물질이다. 그래서 독성 화학 물질에 노출되지 않도록 주의를 기울이는 것이 제일 중요하고, 그다음으로는 일단 들어온 독성 물질을 잘 처리하기 위해 간 기능을 최대한 원활하게 유지하는 것이 중요하다. 간은 우리 몸에서 약 500가지 이상의 역할을 담당한다. 가장 중요한 해독 기능 외에도 콜레스테롤을 생성하고, 담즙을 분비해 쓸개에 저장했다가 지방을 소화할 때 분비하거나 비상시에 저장해 놓았던 포도당을 에너지원으로 사용하기도 한다. 지방산, 아미노산, 비타민, 미네랄 등을 만들고, 과다한 아미노산은 유리산으로 전환해 내보내고, 철분과 비타민 A, D, B12 등을 저장했다가 필요한 기관에 보내는 역할을 하기도 한다.

간은 이렇게 많은 일을 해야 하므로 인체의 내장 기관 중 가장 크고 많은 양의 혈액과 에너지를 공급받는다. 간은 내장 기관 중에서 유일하게 재생할 수 있으며, 전체의 4분의 3을 잃어도 그 기능이 유지되는 놀라운 기관이다.

간의 해독 과정은 크게 2단계로 나눌 수 있다. 1단계는 P450이라는 효소의 작용으로 산화, 환원, 가수분해를 통해 독성을 다른 물질과 쉽게 반응할 수 있도록 변환시키는 단계다.

2단계에서는 1단계를 거친 독성 물질을 글리신, 황, 글루타티온 등의 화학 물질과 결합시켜 물에서 잘 녹을 수 있도록 변환시킨 후 신장이나 쓸개로 보내 몸 밖으로 배출시킨다.

현대 의학에서는 간염, 간경화, 간암 등만 신경 쓰는데 사실은 간 질환이 생기기 전에 먼저 해독 기능이 떨어진다. 그 이유는 지나친 약물 복용, 영양 부족, 과다한 호르몬, 독성을 지닌 외부 환경, 과음 등이 원인이다.

간의 해독 기능이 떨어지면 독성을 그대로 지닌 해로운 물질들이 온몸에 퍼지면서 활성 산소가 되거나 염증을 발생시켜 동맥경화, 알레르기, 관절염, 전립선암, 알츠하이머, 일반 간 질환, 만성 피로 증후군 등 각종 질병을 일으킨다.

그리고 아황산염이 함유된 가공식품, 카페인, 향수나 화학 물질, 마늘 등에 과민 반응을 보이고, 소변에서 악취가 나고 두통이 있으며 이유 없이 몸이 가려운 증상 등이 나타난다. 우리 몸에 간이 감당할 수 없을 만큼의 독소들이 쌓이면 우리 몸의 다른 조직에도 반드시 필요한 영양분들이 모두 간 해독 작용에 쓰여 다른 조직의 기능에 문제가 생긴다. 예를 들어 관절염을 치료하기 위해 글루코사민 영양제를 섭취했는데 간에서 해독 기능을 위해 글루코사민 성분이 다 사용되면 관절염 치료에는 도움이 되지 않는다.

간의 기능성 검사로는 카페인, 아세트아미노펜, 아스피린 등을 섭취한 후 타액을 통해 간의 1, 2단계의 해독 기능을 알아볼 수 있다. 간의 해독 기능에 문제가 있는 경우 소장이나 대장이 원인일 수도 있으므로 경우에 따라서는 대변 샘플 검사를 실시하기도 한다.

간의 해독 기능을 향상시키는 데는 비타민 B, C, 엽산, 구리, 마그네슘, 철분, 몰리비늄, 아연, 셀레늄, 타우린, 카니틴, 아티초크, 감초, 민들레, 밀크시슬, 메티오닌, 시스테인, 글루타티온 등이 좋다.

간과 형제자매 사이라 할 수 있는 쓸개도 해독하는 데 중요한 역할을 한다. 간에서 해독된 부산물은 쓸개즙을 통해 배출된다. 만약 쓸개즙이 부족하거나 배출되는 통로가 막히면 해독이 제대로 되지 않는다. 평소에 기름진 음식을 소화하기 힘들거나 대변 색이 엷거나 담석증에 걸린 적이 있으면 쓸개즙이 부족할 수 있다. 쓸개 기능을 높이는 영양소로는 콜린, 타우린, 이노시톨, 메티오닌, 비트, 알로에베라 등이 좋다. 담낭 제거술을 받은 경우에는 지방 분해 효소를 평생 섭취해야 몸에 필요한 지방을 흡수할 수 있다.

최고의 자연치료법은
단식

인류 역사에서 해독 요법뿐만 아니라 자연치료법으로 가장 오래 사용된 것이 바로 단식이다. 영미권에서는 저녁을 먹고 다음 날 아침까지 단식(fast)한 것을 깬다(break)는 의미로 아침 식사를 'breakfast'라고 부르기도 한다. 사실 단식은 해독 요법으로뿐만 아니라 정신과 영혼의 찌꺼기를 벗겨내고 재충전할 목적으로 소크라테스, 플라톤, 파라셀수스, 예수 그리스도, 석가모니, 마하트마 간디, 마틴 루서 킹 목사 등 수많은 종교 지도자나 정신적 스승들이 실천했던 방법이다. 의학의 아버지라 불리는 히포크라테스도 질병 치료와 건강 유지를 위해 적극적으로 사용했다. 심지어 동물들도 병에 걸리면 자연치유력을 높이기 위해 본능적으로 단식을 한다.

단식은 물 한 모금도 마시지 않는 완전 단식부터 고형 음식은 피하고 과일과 채소를 갈아서 마시는 주스 단식, 허브차를 마시는 단식까지 다양한데 모두 비슷한 해독 효과를 낸다.

흔히 단식을 하면 일시적으로 두통, 피로, 피부 발진 등의 증상이 나타나기도 하지만 이내 사라진다. 만약 이런 증상이 지속되면 일단 단식을 멈추고 전문가의 도움을 받는 것이 좋다.

단식은 해독·정화 기능이 있지만 저체중인 사람, 만성 피로에 시달리는 사람, 면역력이 낮은 사람, 심장 박동이 약한 사람, 저혈압이나 부정맥이 있는 사람, 추위를 잘 타는 사람, 모유 수유 중인 산모나 임신부, 수술 전후에 해당하는 사람, 암이나 위·십이지장 궤양 등이 있는 사람, 만성 영양소 결핍증에 걸린 사람 등은 피하는 것이 좋다. 단식과 기타 자연치료법을 통해 특정 질병을 치료하기를 원할 때는 반드시 전문가의 도움을 받아 시행한다.

단시간에 살을 뺄 목적으로 하는 단식은 좋지 않다. 단기간의 체중 감소는 수분이나 근육량이 줄어든 결과일 뿐 체지방이 빠지는 게 아니다. 무리한 단식으로 뺀 살은 나중에 요요 현상으로 다시 찌거나 오히려 처음보다 더 늘어난다.

여러 가지 단식법 중에서 주스 단식은 준비하기 쉽고 소화 기관에 무리를 주지 않으며 영양소를 충분히 공급하면서 해독과 정화 작용을 동시에 효과적으로 할 수 있는 방법이다.

단식을 하려면 일단 카페인, 술, 설탕, 담배 등을 줄이거나 끊어야 한다. 마치 본 운동을 하기 전에 가볍게 준비 운동을 하는 것과 비슷하다. 단식은 언제든 할 수 있다. 고대 중국 의학에 따르면, 겨울에서 봄으로 바뀌는 춘분이나 여름에서 가을로 바뀌는 추분 전후가 가장 좋다고 하지만 1년 내내 수많은 독성 물질에 노출된 현대인들은 아무 때나 해도 상관없다.

주스 단식은 일주일에 며칠만 할 수도 있고 7~10일까지 할 수도 있다. 점심 한 끼만 먹는 단식을 할 수도 있고 음식을 먹지 않고 주스만 마시는 단식을 할 수도 있다. 단식을 시작하면 보통 이틀 정도까지는 허기짐을 많이 느끼고 두통이나 피로감을 느끼지만 이후에는 참을 수 있을 정도가 된다. 몸 안에 독성 물질이 많이 쌓여 있을수록 허기짐이나 이상 증세를 더 많이 느낀다. 단식 효과가 잘 나타날 때는 혀에 백태가 생기거나 소변 색이 짙어지거나 호흡할 때 단내가 나는 증상이 생긴다.

시중에서 쉽게 구입할 수 있는 디톡스 주스나 클린징 주스도 좋고, 원재료를 구입해 집에서 직접 만들어 먹어도 좋다. 재료는 되도록이면 유기농, 지역 농산물을 구입한다. 간단한 해독 주스는 다음과 같이 만든다. 브로콜리, 당근, 셀러리, 비트 뿌리를 잘게 썰어 냄비에 넣고 물을 부은 다음 10분 정도 삶아 체에 걸러내어 식히고 삶은 물은 보관한다. 믹서기에 삶은 채소와 껍질 있는 사과와 삶은 물을 붓고 간다. 그다음엔 컵에 담아 레몬즙과 강황 가루를 첨가한다.

기호에 따라 과일식초, 매실을 넣어도 된다. 주스를 만들 땐 채소를 삶는 것이 중요하다. 채소를 삶으면 일부 비타민이 파괴되지만 대부분의 영양소는 그대로 남는다. 채소의 영양 흡수율은 조리 방법에 따라 차이가 크다. 생채소는 5%, 삶은 채소는 60%, 삶아서 갈아만든 채소는 90%의 흡수율을 보여주는 연구 결과가 있다.

스티브는 지난 30년 동안 CNN 방송국에서 촬영 기사로 근무하고 있었는데 허리 통증으로 내원했다. 그런데 복부 비만이 점점 심해지고 잠잘 때 무호흡 증상이 나타나 다이어트의 필요성을 느끼고 있었다. 그는 바쁜 일상으로 패스트푸드를 자주 먹었고 워낙 무거운 카메라를 메고 현장을 다니기 때문에 운동은 따로 하지 않았다. 상담 결과 간 해독 기능이 약한 것으로 나타났고, 원인을 살펴보니 매일같이 마시는 맥주와 청량음료에 있었다. 저자는 일단 건강이 좋아질 때까지 맥주와 청량음료를 최대한 줄이고 간 해독 기능을 높이는 식생활과 영양제를 복용하도록 권했다. 통증 치료와 다이어트를 통해 복부 비만이 줄어들면서 허리 통증도 좋아졌고 맥주는 주말에 한 번만 마시게 되었다.

건강은
장에서 시작된다

건강은 장에서 시작된다는 말이 있다. 소화 기관은 단순히 음식물의 소화·흡수만을 담당하지 않고 면역 기능, 영양소 생산, 뇌 기능 개선 등과 관련된 매우 중요한 기관이다. 따라서 건강에 문제가 있을 때는 반드시 장 건강부터 챙겨야 한다.

지금부터 소개할 4R 치료법은 기능의학의 대가인 제프 블랜드 박사의 4R 치료법에 근거한다. 4R는 장 기능을 높이는 4단계의 영어 단어 제거(remove), 보충(replace), 재주입(reinoculated), 재생(repair)의 첫 알파벳인 R를 따서 만들어졌다.

제거

일단 장에 서식하는 각종 기생충, 박테리아, 바이러스, 곰팡이, 중금속, 독성 물질 등을 없애야 한다.

장 해독 요법은 장내 중금속이나 독소를 흡수한 뒤 대변을 통해 몸 밖으로 배출시킨다. 전통적으로 클로렐라가 많이 사용되었는데 최근에는 실리카를 주성분으로 하는 제품들이 중금속 흡착률이 훨씬 높아 널리 사용되고 있다. 식용 숯가루나 식용 진흙은 중금속 외에 다른 독성 물질을 흡착하는 데 쓰인다.

혈관 주사나 항문 삽입을 통해 중금속이나 독성 물질을 흡착시킬 목적으로 EDTA, DMSA, DMPS 등의 킬레이션 요법을 받을 때는 오히려 독소와 결합한 성분들이 면역세포를 활성화시킬 수 있으므로 반드시 전문의로부터 치료를 받아야 한다.

항생제나 구충제처럼 항균 작용을 하는 음식이나 영양소로는 마늘, 생강, 아슈와간다, 모린다, 에키네시아, 자몽 씨앗 추출물, 베르베린, 아르테미시아 등이 있다.

보충 ————

날음식은 그 자체에 효소가 있기 때문에 음식 소화가 쉽다. 하지만 현대인들이 섭취하는 음식들은 대부분 이렇게 자연적으로 발생하는 소화 효소가 거의 없는 죽은 음식이다. 높은 열에서 음식을 장시간 조리하거나 살균 처리를 하거나 전자레인지에 데우면 소화 효소들은 거의 파괴된다.

이런 음식을 자주 섭취하면 인체는 음식을 소화하느라 소화 효소를 과다하게 사용하게 되고 부족한 소화 효소를 충당하기 위해 면역 기관에서 사용하는 효소를 끌어다 쓸 수밖에 없다. 그러면 면역력이 떨어져 각종 감염병 질환에 걸릴 위험이 높아진다.

소화 효소가 부족한 음식을 섭취하면 인체는 많은 양의 에너지를 사용하여 소화 효소를 분비해야 한다. 이런 현상은 종종 식곤증이나 피로 등의 증상으로 나타나기도 한다. 따라서 천연 소화 효소를 섭취하면 도움이 된다. 일부 학자들은 천연 소화 효소를 섭취할 경우 인체 내에서 스스로 소화 효소를 분비하지 않는 불균형이 일어난다고 주장하지만 효소 영양제를 섭취해도 인체에서 정상적으로 일어나는 소화 효소 분비에는 문제가 생기지 않는다.

그러나 일반 소화제와 천연 소화 효소는 다르다. 일반 소화제는 소화불량 증세를 일시적으로 낫게 해주는 동물성 소화 효소인 판크레아틴만을 함유하고 있지만, 식물성 효소는 탄수화물, 단백질, 지방, 식이섬유, 유당 등 모든 음식을 소화할 수 있는 복합 효소다.

두 번째 보충할 성분은 위산이다. 우리가 섭취한 음식물이 위장으로 내려가면 위산이 분비되는데 나이 들수록 위산 분비가 줄어든다. 위산은 단백질 소화에 필요한 펩신을 만들어내는 필수 요소다. 정확히 표현하면 단백질 소화에는 위산이 아니라 펩신이 필요하다.

세 번째는 식이섬유를 보충한다. 식이섬유의 가장 중요한 역할은 장내의 노폐물과 독소를 흡수하여 몸 밖으로 배출시키는 것이다. 그래서 장내의 더러운 환경 때문에 각종 세균들이 증가하거나 독소가 체내에 다시 흡수되는 것을 억제한다. 장내 유산균은 식이섬유를 발효시켜 장세포의 먹이가 되는 뷰티릭산을 만든다. 장내에 이로운 균의 수가 줄어들면 다른 해로운 균과의 균형이 깨져 건강에 많은 문제를 일으킨다.

식이섬유는 두 종류인데 물에 녹지 않는 비수용성 식이섬유는 대장 안에서 수분을 흡수하여 변 덩어리를 형성하고 쉽게 배출되도록 해준다. 물에 녹는 수용성 식이섬유는 콜레스테롤을 낮추고 혈당 수치를 안정시켜준다.

양파, 마늘, 아스파라거스, 바나나 등에 들어 있는 프룩탄 식이섬유는 대장 세포가 비타민 B, K, 바이오틴 등을 생성하도록 돕는다. 일반 성인의 경우 하루 15~25g 정도면 충분한데 가공식품이나 밀가루 음식에는 식이섬유가 거의 없기 때문에 가능한 한 정제되지 않은 통곡류(현미, 잡곡), 채소, 과일(껍질 포함) 등이나 영양제를 섭취한다. 이때 채소나 과일에 따라 함유량과 식이섬유의 종류(수용성, 불수용성)가 다르기 때문에 여러 가지를 골고루 섭취하는 것이 좋다.

영양제를 섭취할 때는 대장에 무리가 가지 않도록 복용 권장량을 따르는 게 좋다. 하지만 개인마다 달라서 갑자기 식이섬유를 많이 섭취했을 때 변비가 생기거나 가스가 찰 수 있기 때문에 양을 조금씩 늘려가는 것이 좋다.

재주입

현대인들은 불규칙한 식생활, 과다한 가공식품, 설탕, 정제된 곡류, 항생제 등을 섭취하여 장내 유익균이 죽는 경우가 많다.

'생명'이라는 단어의 '생(生)'은 살아 있다는 뜻으로 '흙(土)' 위의 '사람(人)'을 의미한다. 즉 사람에게 흙은 생명의 근원이라는 뜻이다. 기독교에서는 하나님이 태초에 아담(사람이라는 뜻)을 만들 때 흙을 재료로 쓰셨다고 하는데, 필자는 그 흙 속에 각종 유익균이 있었을 것이라고 믿는다. 실제로 좋은 토양은 약 50%가 각종 미네랄과 미생물로 이루어져 있다.

유익균의 역할은 다양하다. 각종 박테리아, 바이러스, 곰팡이, 기생충을 억제하고, 혈중 콜레스테롤 수치를 낮추는 지방산을 생산하고, 온갖 발암 물질을 억제하며, 몸에 필요한 비타민 B, K나 유당을 소화하는 효소를 만든다. 최근에는 장내 유익균이 우울증이나 불안증 치료에 효과 있다는 연구 결과도 나왔다. 대표적인 유익균으로는 락토바실러스와 비피도박테리아가 있다.

유익균들은 장내에서 활동하는 곳이 다르며 저마다 다른 종류와 결합하여 시너지 효과를 낸다. 유익균이 건강에 좋다는 사실 때문에 많은 식품업체에서 유익균을 첨가한 여러 제품들을 생산해내지만 함유량이 적고, 대부분의 제품들이 인공색소나 설탕을 다량 포함하고 있어 오히려 건강에 좋지 않다. 최소한 10억 마리 이상의 생유익균이 들어 있는 고단위 영양제나 발효 식품을 섭취하는 것이 좋다.

유익균은 위산에 약하므로 공복에 물 한 컵과 함께 복용하거나, 코팅 처리된 제품이 좋고, 평소에는 냉장고에 보관한다. 일정 기간 복용하면 유산균이 장내에서 증식하기 때문에 종류를 바꿔가며 섭취하는 것이 좋다.

재생

우리 인체 내에서 면역세포 수가 가장 많고 활동이 가장 왕성한 곳이 바로 소장 내벽이다. 이는 인체 활동에 필요한 온갖 영양소와 에너지원은 흡수하고 건강을 해치는 각종 요소들을 막아 항상성을 유지하고자 하는 인체의 타고난 기능이다.

각종 약물, 병원균, 식품 첨가물, 채소, 과일, 고기에 포함된 잔류 제초제 · 항생제 · 살충제, 흡연, 음주, 인공 화합물 등이 소장 벽에 염증을 일으키며 작은 틈을 낸다. 그러면 이 틈으로 제대로 소화되지 않은 음식물이나 세균들이 빠져나가는 장점막 누수 증후군을 일으킨다. 주요 증상으로는 만성 피로, 관절염, 근육통, 고열, 소화불량, 설사, 피부병, 기억력 감퇴, 두통, 다양한 자가면역 질환 등이 있다. 기능의학에서는 만니톨과 락툴로오스라는 물질을 마신 후 소변으로 배출되는 정도를 검사한다. 소장 벽에 틈이 없다면 입자가 큰 락툴로오스는 배출량이 적어야 하고, 입자가 매우 작은 만니톨은 적당히 배출되는 것이 정상이다. 둘 다 배출량이 적다면 소장 흡수 기능이 떨어진 경우이고, 둘 다 많이 배출되거나 락툴로오스 배출량이 많다면 장점막 누수 증후군으로 진단할 수 있다.

소장 벽의 염증을 치료하는 데는 L-글루타민, 비타민 A, C, E, 아연, 베타카로틴, 알로에, 감초, 슬리퍼리 엘름, 발레리안, 페퍼민트 오일, 카모마일 등이 좋다. 또한 소장 벽의 혈액 순환을 높이는 깅코 비올라를 섭취해도 좋다. 대장에도 문제가 있는 경우 대변 샘플을 통해 소화, 흡수, 대장 내 환경, 면역력, 유해균 여부 등을 검사하는 방법이 있다.

내가 장의 건강을 지키면 장이 내 건강을 지켜준다.

신장을 망치는
10가지 생활 습관

신장은 하루에 약 150리터의 혈액에서 독소를 걸러내 소변으로 배출하는 기관이다. 그 때문에 매일 충분한 양의 물을 마셔야 신장의 기능이 유지된다. 물을 충분히 마시지 않으면 만성 탈수 상태가 되어 해독 기능이 떨어지고 신장 결석의 가장 큰 원인이 되기도 한다. 신장 기능이 좋지 않으면 간이나 장의 디톡스를 효과적으로 마치기 어렵다. 평소에 소변을 자주 보거나 잔뇨감이 있거나 소변통이 있거나 지속적으로 갈증을 느낀다면 신장에 이상이 있다는 의미다. 이때는 먼저 신장 기능을 높이는 치료를 해야 한다. 신장이 걸러내는 대표적인 독성 물질은 요소와 요산으로, 이두 가지 성분은 단백질이나 과당을 과다 섭취했을 때 많아지는데, 이것이 신장 기능을 저하시키는 요인으로 작용한다.

또한 각종 약물도 신장을 해치는 주원인이다. 특히 아세트아미노펜 성분의 소염제를 알코올과 함께 복용하면 신장이 파괴될 위험이 123% 높아지는 것으로 나타났다. 평소에 신장 기능을 유지하려면 깨끗한 물을 충분히 마시고, 단백질과 과당의 지나친 섭취를 제한해야 한다. 개인 차이를 고려해 성인의 경우 단백질은 하루에 약 40~70g, 과당은 약 25g, 물은 5~10잔 정도가 좋다.

신장에 좋은 음식으로는 수박, 고추, 체리, 포도, 양배추, 콜리플라워, 레몬, 마늘, 양파, 호박씨, 사과, 고구마, 딸기 등이 있다. 또한 신장을 정화시키는 약초로는 강황, 민들레, 생강, 율무, 무, 옥수수수염차, 하수오 등이 있다.

다음은 신장을 망치는 열 가지 생활 습관이다. 절대 실천하지 않도록 주의하기 바란다.

1. 갈증을 느끼고 피곤하며 소변 색이 짙은 노란색이 되기 전에는 절대 물을 마시지 않는다. 건강을 망치더라도 물은 무조건 아껴야 한다는 신념을 버리지 않는다.

2. 담배를 마음껏 피운다. 정부에서 판매를 허가해준 제품이니 안전하다고 생각한다. 담배 회사와 농가를 돕는 길이다.

3. 약을 정기적으로 복용한다. 생활 습관을 바꿔 병을 치료하는 건 귀찮은 일이다. 약은 과학의 꽃이라고 생각한다.

4. 정기적으로 지나친 운동을 한다. 운동은 많이 할수록 좋다고 여겨 파김치가 되도록 몸을 혹사한다.

5. 다이어트를 핑계로 단백질을 많이 먹는다. 단백질 파우더도 많이 먹고, 고기도 많이 먹는다.

6. 잠자는 시간을 줄인다. 잠자는 건 시간 낭비. 인생을 즐기기에는 24시간도 부족하다.

7. 설탕이 들어간 음식을 즐긴다. 인생은 달달하게 살아야 한다.

모유를 통해 처음 경험한 맛이 단맛이라 어쩔 수 없다.

8. 마그네슘이 부족해도 중요한 영양소라 남에게 챙겨 먹으라고 말한다. 자신은 일반 식사로 충분히 영양 섭취가 된다고 믿는다.

9. 인생의 재미는 술과 커피이므로 자주 즐긴다. 신앙심 높은 신부님들도 드신다.

10. 각종 가공식품을 먹어 식품업계에 도움을 준다. 식품업계도 먹고살아야 하니까.

대소변으로 알아보는
나의 건강

　　폭발 사고가 나면 현장에 남은 재와 잔해물을 분석해 폭탄 종류를 찾아낸다. 마찬가지로 소변이나 대변을 검사하면 그 사람의 건강이나 영양 상태를 어느 정도 알 수 있다. 대변 냄새가 고약하면 제대로 소화되지 못한 음식 찌꺼기가 부패했거나 건강을 해치는 유해균들이 많을 가능성이 높고, 변이 묽으면 영양소가 제대로 흡수되지 못할 가능성이 높다. 또 변이 너무 말라 있으면 평소에 수분이나 식이섬유 섭취가 부족할 가능성이 높고, 변이 잘 뜬다면 기름기 있는 음식을 소화하지 못할 가능성이 높고, 대변 색깔이 짙으면 소화 기관 어느 부위에서 출혈이나 염증이 생겼을 가능성이 높다. 소변 색이 짙으면 탈수가 심하거나 수분이 충분치 않은 상태이고, 소변 색이 검거나 어두우면 출혈 가능성이 있다. 소변 색이 탁하거나 거품이 생기는 경우에는 탈수, 신장 결석, 요도 감염, 신장염, 효모 감염, 성병, 전립선염, 전립선암, 당뇨, 임신 등이 원인이 되기도 한다. 특히 어린아이들의 경우에는 요도 감염 가능성이 매우 높으므로 빨리 전문의의 도움을 받아야 한다.

이처럼 대소변은 건강 상태를 알 수 있는 중요한 부산물이지만 일단 배출되면 버려진다. 어떤 사람들은 자신의 소변을 마심으로써 병을 예방하고 치료한다는 요로 건강법을 주장하는데 일반적으로 받아들여지지는 않는다. 필자 개인적으로는 물에 녹는 독성 물질이 소변을 통해 배출되기 때문에 소변을 마시는 건강법은 문제가 있다고 생각한다. 그러나 대변의 경우엔 이미 건강한 사람의 대변을 환자에게 이식하는 치료법이 사용되기 시작했다. 실제로 건강한 대변에는 다양한 유익균들이 살고 있는데 이 유익균들은 장뿐만 아니라 뇌를 비롯해 인체 여러 기관의 건강에도 직간접적으로 영향을 미친다. 예전부터 자연의학에서는 장에서 건강이 시작된다는 주장을 해왔는데 최근에는 이런 사실이 많은 연구 결과로 입증되고 있다

　실제로 평소에 약, 가공식품, 독성 물질을 피하고 유기농 음식과 발효 식품을 먹는 사람들은 황금색 바나나 모양의 구린내가 거의 나지 않는 멋진 대변을 생산할 수 있다.

　옛말에 개똥도 약에 쓰려면 없다고 했지만 앞으로는 대변으로 자신의 건강을 지키고 가계 경제에도 보탬이 되는 약똥의 시대가 올 것이다.

통증은 불편하지만
고마운 존재다

현대인들이 병원을 찾는 가장 큰 이유 두 가지가 만성 피로와 통증이다. 통증이란 통증을 감지하는 세포에 자극이 발생하여 이 자극이 전기적 신호를 통해 뇌에 전달되고 뇌에서는 이 자극을 '불쾌한 감정이나 느낌'이라고 주관적으로 해석하는 현상이다. 그래서 의사가 환자를 진료할 때 환자가 호소하는 통증에만 의존하면 안 되고 다양한 검사를 통해 통증을 알아야 치료 효과나 호전 상태를 객관적으로 알 수 있다. 경우에 따라서는 엄살로 여길 만한 통증도 발견하지만 정작 환자 본인에게는 참을 수 없는 심각한 통증으로 나타날 수도 있어서 진료에 신중을 기해야 한다.

사실 통증이 무조건 나쁜 것은 아니다. 사람은 통증을 통해 우리 몸에 이상이 있음을 알 수 있고, 이 통증을 해결하는 과정을 통해 생명을 이어가며 생존해갈 수 있는 것이다.

통증은 발생 시기를 기준으로 갑작스러운 사고(교통사고, 운동 사고 등)에 의한 급성 통증과 원인이 제대로 밝혀지지 않은 채 몇 주에서 몇 년씩 심신을 괴롭히는 만성 통증으로 나눌 수 있다.

또는 특징에 따라 기계적 통증과 화학적 통증으로 나눌 수 있다. 기계적 통증은 통증을 감지하는 세포에 물리적으로 압력이 가해져 발생한다. 여러 가지 원인으로 근육이 뭉치거나 관절이 어긋나는 경우다. 흔히 자세나 동작이 바뀔 때 통증이 더 증가하거나 감소한다. 이런 경우에는 카이로프랙틱 치료, 물리 치료, 운동 등 외부로부터의 물리적 압력을 통한 치료가 도움이 되지만 소염제는 큰 도움이 되지 않는다.

화학적 통증은 염증을 일으키는 화학 물질(프로스타글란딘, 류코트린)이 통증 감지 세포를 자극하여 발생하는 경우다. 이 통증의 특징은 자세나 동작이 바뀌는 것과 상관없이 항상 통증이 있다는 것이다. 따라서 물리적인 치료로는 효과가 크지 않고 염증을 줄이는 치료를 해야 한다. 소염진통제를 복용하면 일시적인 효과가 있지만 근본적으로 염증이 발생한 원인을 치료하지 않으면 약효가 떨어졌을 때 통증이 재발할 수 있다.

염증이 발생하는 주원인은 사고, 체내 독성 물질, 가공식품, 설탕, 튀긴 음식, 지나친 식용유 섭취, 알레르기나 감염(바이러스, 박테리아, 곰팡이, 기생충 등)이다. 평소 생활 습관을 돌아보고 해독 및 면역 기능을 높여주는 치료를 해야 한다. 특히 약성이 강할수록 소염 진통 효과가 빠르게 나타나기 때문에 약물을 쉽게 복용하다 보면 자칫 약물에 의존하다 중독으로 빠지기 쉽다. 원인을 찾지 않고 약만 콩 주워 먹듯 함부로 먹다가 장기간 병원 콩밥을 먹을 수도 있다.

말만 들어도 골치가 아픈
두통

        현대인들이 가장 흔히 걸리는 병 중 하나가 두통이다. 두통을 겪으면 마치 뇌 안에서 통증이 일어나는 것처럼 느껴지지만 실제 뇌세포는 통증을 느끼지 못하고 뇌를 둘러싸고 있는 막이나 주변의 혈관에 물리적 변화가 생기면서 통증이 생긴다. 어쩌다 생기는 두통은 큰 문제가 아니지만 자주 두통에 시달리면 반드시 원인을 찾아 해결해야지 임시방편으로 두통약만 먹는 것으로 해결하면 안 된다. 두통의 원인은 다양한데 크게 구조적 이상, 혈관성 두통, 스트레스성 두통으로 나눌 수 있다.

  구조적 이상은 목뼈, 두개골, 턱관절의 어긋남이나 목, 어깨 주변의 근육이 뭉치거나 과거에 운동이나 자동차 사고로 목, 어깨 등을 다친 후 제대로 치료되지 않아 사고 후유증 등으로 두통이 생기는 경우다. 이런 구조적인 문제는 단순히 마사지나 스트레칭으로 해결될 수도 있지만 잘 낫지 않는 만성 두통은 전문의의 도움을 받는 것이 좋다.

  두 번째는 혈관성 두통이다. 대표적인 경우가 여성들에게 잘 나타나는 편두통이다. 사람은 뇌 바깥쪽의 혈관이 이완되었을 때 전체 혈류량을 유지하기 위해 뇌혈관이 수축되고 일정 시간이 지나면 뇌가 저산소증에 시달리게 되는데 이 현상을 막기 위해 세로토닌이나 산화질소가 분비되면서 혈관을 확장시킨다. 이때 수축된 뇌혈관이 반사적으로 확장되면서 혈관 주변의 신경세포를 자극하여 두통이 일어난다. 카페인을 과다 섭취해도 혈관이 수축되었다가 이완되면서 두통을 일으킬 수 있다. 혈관성 두통을 예방하려면 뇌에 혈액 순환이 잘되도록 운동을 꾸준히 하고 카페인 섭취에 주의해야 한다.

마지막으로 스트레스성 두통은 스트레스를 받아 교감신경이 높아져서 혈관이 좁아졌다가 다시 확장되면서 혈관 주변의 신경세포를 자극할 때 일어난다. 이때는 두통을 일으켰던 스트레스 요인을 찾아 해결하고 마음을 다스리는 활동이나 운동이 좋다.

이외에 뇌경색, 종양, 뇌출혈, 갑상선 기능 저하증, 생리전 증후군, 폐경기, 약물 부작용, 소화불량, 음식 알레르기 등도 원인이 될 수 있다. 두통과 함께 다른 증상들이 있으면 반드시 전문의의 진료를 받아야 한다.

원인을 찾지 않고 무조건 약만 먹다간 두통이 꼴통으로 악화될 수 있다.

디스크 질환은
환상이다

　　허리 통증은 누구나 경험할 만큼 아주 흔한 증상인데 허리 통증을 일으키는 원인 중 대표적인 것이 디스크 질환이라고 아는 사람들이 많다. 실제로 주변에 디스크 수술을 받은 경우도 많고, 수술 후 재발해서 고생하는 경우도 많다. 그러나 디스크 질환은 전체 허리 통증의 5%도 안 된다.

　디스크 질환은 추간판(디스크)이 제자리에서 튀어나오는 바람에 주변의 신경이 눌려 다리로 통증이 내려가는 병을 말하는데 실제로는 존재하지 않는 병이다. 해부학적으로 보면 디스크는 눌려도 옆으로 밀려날 뿐 고무호스가 발로 밟히듯 눌리지는 않는다. 만약 신경이 심하게 눌린다면 감각이 이상하거나 마비가 오거나 근력이 떨어지는 증상이 나타나야지 단순히 통증만 일어나지 않는다. MRI, CT 검사에서 디스크 진단을 받아 간단한 주사 시술을 받든 수술을 받든 결국은 시술 과정에서 디스크 주변의 뭉쳤던 근육이나 힘줄이 풀어져 통증이 낫는 것이지 신경이 제자리로 돌아가서 좋아지는 것이 아니다. 그래서 근육 치료를 잘 받고 증상이 나아진 다음 검사를 다시

해보면 디스크는 그대로 튀어나와 있는 경우가 많다.

노인층에서 주로 많은, 척추관 안쪽이 좁아져 다리 통증이 생기는 척추관 협착증도 결국 뭉친 근육이나 힘줄을 풀어주는 것이 치료의 핵심이다.

또 관절염을 일으키는 대표적 원인인 퇴행성 관절염도 관절 부위의 근육이나 힘줄이 뭉친 게 문제이지 노화된 뼈나 관절이 무조건 통증을 일으키는 건 아니다. 40세 이후부터는 누구나 뼈가 늙어가는 퇴행성 변화를 보이는데 그렇다고 모든 사람이 통증을 느끼는 것은 아니다. 부모님 효도 선물로 값비싼 관절 영양제를 구입하기도 하는데 3개월 이상 먹고도 효과가 없으면 그냥 돈 낭비라 할 수 있다.

일단 통증이 느껴지는 허리나 다리 관절 부위의 근육이나 힘줄을 맨손이나 단단한 마사지 도구를 이용해 계속 풀어주거나 스트레칭을 한다. 치료 효과는 사람에 따라, 통증에 시달린 기간에 따라 다르므로 나을 때까지 꾸준히 하는 것이 중요하다.

심각한 저림 현상이 있거나 마비가 되거나 다리나 발의 힘이 많이 약해지거나 대소변을 볼 때 불편할 정도의 증상이 있으면 반드시 전문의의 도움을 받아야 한다.

뇌를 알면
건강이 보인다

최근 자연과학에서 가장 주목받는 분야가 바로 뇌과학이다. 특히 인공지능 시대가 열려 베일에 싸인 뇌의 신비가 하나씩 풀려가면서 새로운 내용들이 알려지고 있다. 뇌 기능이 건강에 미치는 영향에 대해 알아보자.

뇌 기능이 떨어지면 통증에 민감해지고 자세가 비뚤어지거나 구부정해지고 감정 조절이 안 되어 별일 아닌데도 욕을 퍼붓거나 거친 행동을 하게 된다.

통증에 민감해지는 이유는 뇌의 기능 중 하나가 몸이 너무 흥분되거나 자극에 민감하게 반응하지 않도록 억제하는 것인데, 뇌 기능이 떨어지면 아주 작은 자극에도 민감해져서 통증으로 받아들인다. 그 때문에 남들은 엄살이라고 하지만 본인은 진짜 통증을 느낀다.

통증이 일어나면 교감신경이 활발해져서 몸의 에너지를 많이 쓰게 되고 염증이 일어난다. 처음에는 일시적인 작은 통증이 시간이 지나 만성 통증으로 바뀌면 뇌가 더 민감해지면서 더 큰 통증을 느끼고 결국 악순환이 이어진다.

뇌 기능이 저하하면 자세가 나빠지는데 대뇌와 소뇌 기능이 떨어지면서 척추뼈 주변의 근육들을 조절하는 기능도 함께 떨어져 자라목이나 일자목이 될 수 있고 어깨는 둥글게 앞으로 구부러지고 골반뼈도 틀어진다.

마지막으로 뇌 기능이 저하하면 감정 조절 기능이 약해져 말이나 행동이 거칠어지고 심한 경우 욕설과 폭력을 낳는다. 아기들은 뇌가 아직 발달되지 않아 이런 모습을 보여도 괜찮지만 어른들이 그럴 때는 무조건 비난하거나 배척하지 말고 잘 치료될 수 있도록 돌봐주어야 한다.

뇌 기능을 높이려면 뇌에 필요한 영양소 섭취와 운동을 해야 하고, 좌우 뇌 기능의 불균형이 심하면 전문의의 도움을 받아야 한다.

대부분의 사람이 한쪽 뇌가 더 우세한 경향을 가지고 있는데 양쪽 뇌 기능의 차이가 많이 나면 떨어진 뇌의 기능을 높여주는 활동을 통해 균형을 맞추어주어야 한다. 일반적으로 좌뇌 우세형은 논리, 분석적이고 숫자, 언어 분야에 뛰어나며 현실적인 것에 잘 집중하고 세밀한 그림을 잘 본다. 반면 우뇌 우세형은 직관적이고 감성과 상상력이 풍부하고 이상적이며 큰 그림을 잘 보고 미술, 음악 같은 예체능 계열에 두각을 보인다. 그래서 본인이 어느 뇌가 우세한지 알아보고 반대쪽 뇌의 기능을 높이는 활동들을 시도하면 어느 정도 균형을 맞출 수 있다.

뇌에는 얼굴과 머리 부분의 감각과 운동 기능을 담당하는 12개의 뇌신경이 있는데 이 중 인체의 소화, 호흡, 심장 기능을 자동으로 조절해주는 신경이 10번째 미주신경이다. 인체의 장은 대뇌와 별도로 소화나 흡수 기능을 담당하는 자체 내의 장내 신경을 가지고 있는데, 이 장내 신경을 대뇌와 연결하는 신경이 바로 미주신경이다. 그래서 평소 소화가 안 되거나 호흡이나 심장에 이상이 있는 경우 미주신경의 기능 저하를 의심해볼 수 있다. 미주신경 기능을 높이는 활동으론 가글링과 노래 부르기, 소리 지르기가 있다.

가글링은 물을 한 모금 입에 물고 목을 뒤로 젖혀 걸걸거리며 목젖 부위를 강하게 자극하면 되고, 노래는 목이 쉬지 않는 범위에서 큰 소리로 하면 된다. 단, 음치는 남에게 피해 주지 않도록 시간과 장소를 가려야 한다. 노래를 못하면 그냥 소리를 질러 목젖 부위를 자극하는 방법도 있다.

또한 명상이나 기도, 심호흡이나 산책을 통해 부교감신경의 기능을 높이면 미주신경의 기능도 좋아져 심신의 안정과 휴식을 취하는 데 도움이 된다.

마켓에서 파는 두부를 보면 사각 플라스틱 통 안에 물과 함께 담겨 있다. 물은 두부가 파손되는 걸 방지한다. 사람

의 머리 구조도 이와 비슷하다. 두부를 뇌로 비유하면 플라스틱 통은 두개골에 해당되고 물은 척수액으로 볼 수 있다. 그래서 머리가 외부로부터 충격을 받을 때 척수액이 뇌를 보호하지만 심한 충격을 받으면 뇌가 두개골에 부딪혀 손상을 입게 된다. 실제로 뇌는 두부처럼 말랑말랑한 약한 구조여서 손상을 받기 쉽다.

미국인들이 열광하는 풋볼 게임에서 뇌진탕은 수시로 일어나고, 사고를 당한 선수들은 평생 후유증에 시달린다. 그래서 일부 선수들은 은퇴 후 미식축구협회를 상대로 피해 보상 소송을 걸기도 한다. 특히 고등학교 선수들은 뇌를 지지하는 목 근육이 약해 부상 위험이 더 높은데 승부욕이 강한 시기인 까닭에 경기나 훈련 도중 무리하기가 쉽다. 아무리 과학적 운동 장비를 개발하고 운동 기술을 연마해도 뇌진탕 후유증을 막는 것은 불가능하다.

어릴 때부터 아이들에게 운동을 시키는 것은 심신 건강에 좋지만 풋볼이나 권투 같은 운동은 피하는 것이 좋다. 그래서 나는 언젠가부터 풋볼 게임을 좋아하지 않게 됐다.

뇌 기능이 떨어지는 것을 나이 탓으로 돌리는 경우가 많은데 어린아이는 실제로 노인보다 뇌세포가 더 많지만 뇌 기능은 어른보다 떨어진다. 왜냐하면 뇌세포가 아직 제대로 연결되지 못하기 때문이다. 뇌 기능은 뇌세포가 서로 얼마나 튼튼히 연결돼 있는가에 따라 크게 좌우된다. 나이 들어도 뇌세포가 잘 연결되어 있으면 젊은이 못지않은 뇌 기능을 발휘할 수 있다.

뇌세포가 잘 연결되게 하려면 지적 자극과 물리적 자극이 필요하다. 즉 새로운 지식이나 정보를 공부하고, 근육과 관절을 활발히 움직이는 운동이 좋다. 사실 이 두 가지 자극은 남녀노소 누구에게나 필요하지만 특히 나이를 먹을수록 계속 유지해야 곱게 늙을 수 있다. 나이 들수록 책장 넘기는 손맛을 다시 찾고, 몸을 부지런히 움직여야 하는 동물의 본분을 잊지 말자.

2013년은《동의보감》발간 400주년이었다. 목차만 100페이지가 넘는 이 위대한 의서를 쓴 허준은 그야말로 대단한 인물이다. 그는 70세에 1년 6개월 동안 힘든 유배 생활을 하며 이 책의 반을 집필했다. 사람들은 힘들고 어려운 환경을 극복하고 공부한 것으로 생각하지만 실은 공부를 함으로써 힘들고 어려운 환경을 이겨낼 수 있었던 것이다. 그러니 나이나 환경을 탓하지 말고 지금 해야 할 공부를 열심히 하자.

어릴 때부터 평생 즐길 수 있는 악기나 운동을 시키면 심신의 건강뿐 아니라 학습 능력도 높아진다. 실제로 미국에서 최고의 대학이라 불리는 아이비리그에 들어가는 수재들 대부분은 전공자 수준의 악기 연주 실력과 운동선수 수준의 기량을 가진 경우가 많다.

음악 활동은 악기를 연주해도 좋고 노래나 연주를 들어도 좋다. 오른쪽 뇌를 자극하려면 가사 없는 노래, 왼쪽 뇌를 자극하려면 가사 있는 노래를 듣는 게 좋다. 자신이 좋아하는 장르의 음악을 선택할 때 자극적인 가사나 헤비메탈 등은 피해야 한다.

흔히 사람은 뇌의 10%만 사용하는 것으로 알려져 있는데 사실은 잘못된 정보다. 뇌의 10%는 의지적인 활동에, 나머지 90%는 호흡,

심장 박동, 소화, 혈액 순환 등 생존하는 데 필요한 자동 시스템 기능에 사용된다. 즉 뇌를 100% 사용하는 셈이다. 하나님이 10%만 쓰이는 비효율적인 기관을 만드시진 않았다. 물론 나쁜 음식(설탕, 밀가루, 튀긴 음식 등)과 스트레스는 대뇌 기능을 떨어뜨린다. 대뇌가 중요함을 항상 되뇌자.

불한당
안녕

　　질병을 치료하고 건강을 유지하는 방법 중 하나가 땀이 날 정도로 운동하는 것이다. 잘못해서 혼날 때나 공포 영화를 볼 때 흘리는 식은땀이나 사우나실에서 억지로 흘리는 땀도 어느 정도 효과가 있지만 건전한 마음가짐으로 스스로 몸뚱이를 움직여 땀을 흘리는 것이 제일 좋다. 기 순환도 잘되고 신진대사도 높아지고 노폐물도 제거된다. 물론 노폐물이 제거될 때 일부 영양소도 빠져나가므로 땀을 자주 많이 흘리면 충분한 수분과 영양소를 보충해야 한다. 그러나 운동 후에 마시면 좋다고 알려진 스포츠 드링크는 땀을 통해 배출된 염분을 보충하기 위해 소량의 나트륨이 들어 있긴 하지만 짠맛을 상쇄하기 위해 일반 설탕이나 인공감미료가 다량 들어 있고 또 각종 인공색소나 방부제도 들어 있으므로 피하는 것이 좋다.

　땀을 흘릴 정도로 운동하면 혈액 순환이 원활해져서 뇌에 산소와 영양분이 잘 공급된다. 뇌의 혈액 순환이 원활하지 않은 사람은 다른 부위도 마찬가지여서 특히 심장에서 먼 손발이 차거나 면역세포가 발끝까지 도달하지 못해 무좀을 앓을 가능성이 높다. 운동을 통해 근육과 관절을 여러 방향으로 움직일 때 뇌가 자극을 받아 뇌 기능도 좋아지고 정신 건강에도 좋다. 머리를 많이 쓸수록 몸도 많이 움직여야 한다. 현대인들의 가장 큰 문제가 머리를 쓰는 만큼 몸을 쓰지 않는다는 데 있다. 운동을 하든 텃밭을 가꾸든 지르박을 추든 적당히 땀 흘리며 몸을 써야 건강하게 살 수 있다.

고전에 보면 남의 재물을 함부로 빼앗으며 행패 부리는 무리를 가리켜 불한당(不汗黨)이라 하는데, 불한은 땀을 흘리지 않는다는 뜻이다. 특히 조물주 위에 건물주 있고 에덴동산보다 부동산을 더 부러워하는 한국 사회에서는 땅 부자들 중에 불한당이 많다. 먹기만 하고 움직이지 않아 병 나서 의료비 축내고 주위 사람 고생시키면 현대판 불한당이 된다.

참고로 돼지는 땀구멍이 없다. 그래서 몸을 축축하게 만들어 체열을 발산한다. 머드욕은 돼지가 원조다.

유산소 운동보다
효과 좋은 운동법

　　　　　　　40세 이후에는 일반적으로 해마다 1% 정도의 근육이 손실된다. 물론 운동을 전혀 안 하면 20대부터 근육 손실이 일어나기도 한다. 나이 들수록 근력 운동을 해야 낙상, 골다공증, 관절염 등을 예방할 수 있다. 특히 팔다리는 가늘어지고 배만 볼록 나온 ET 아저씨들과 늦둥이 임신이 의심되는 복부 비만 아줌마들은 하체 근력 운동을 꼭 해야 한다. 허벅지와 종아리 둘레를 합친 수치가 허리둘레보다 크면 좋다.

　하체를 키우는 대표적인 운동이 앉았다 일어나는 동작을 반복하는 스쿼팅이다. 피트니스 전문가나 운동선수들은 스쿼팅을 최고의 운동으로 꼽는다. 자신의 체중을 이용해도 되고, 아령이나 역기를 가지고 할 수도 있다. 앉을 때 무릎이 앞으로 나오지 않도록 조심해야 한다. 허벅지가 튼튼하면 엉거주춤도 쉽게 출 수 있다.

　브라질의 아라우조 박사 연구팀은 51~80세 사이의 실험 참가자 2000명을 대상으로 하체 근력, 유연성, 균형 감각과 사망률의 상관관계를 보여주는 흥미로운 연구 결과를 발표했다. 실험 참가자들은 제자리에 서 있다가 바닥에 양반다리로 앉고 다시 일어나는 동작 (SRT, sitting-rising test)을 실시했다. 이 과정에서 10점을 기준으로 손이나 팔이 바닥이나 몸의 다른 부위에 닿을 때마다 감점되는 방식으로 결과를 산출했는데 점수가 낮을수록 향후 사망률이 높아진다는 결과를 보여주었다.

저녁 먹고 동네 한 바퀴 산책하는 것은 트림만 나올 뿐 운동 효과가 거의 없다.

가장 인기 있는 운동 기구 중 하나가 워킹머신으로 불리는 트레드밀이다. 실내에서, 그리고 모니터를 보면서 할 수 있다. 또한 경사, 속도 조절이 되는 장점들도 있지만 사실은 문제가 많다. 첫째, 실제로 밖에 나가서 뛰면 하체 근육이 전체적으로 발달하지만 트레드밀에서 뛰면 하체 앞쪽 근육만 발달해서 근육의 불균형을 만든다. 둘째, 실제로 몸이 앞으로 나아가지 않기 때문에 공기의 저항을 덜 받아 밖에서 뛰는 것보다 운동 효과가 떨어진다. 셋째, 발판을 움직이는 모터에서 엄청난 전자파가 발생한다. 넷째, 운동 중 실외 공기보다 몇십 배 나쁜 실내 공기를 호흡하게 된다. 다섯째, 집에 사놓을 경우 처음엔 몇 번 쓰다가 사용 횟수가 줄어들면서 옷이나 수건걸이로 전락하면 구입을 반대했던 배우자와 부부 싸움의 원인이 되고, 볼 때마다 스트레스를 일으킨다. 또 어린아이들은 부주의하게 사용하다가 다치는 경우가 많아서 더욱 주의를 기울여야 한다.

군이 비싼 돈 들여 사지 말고 밖에 나가서 진짜로 뛰자. 옛날 코미디 프로에서 김병조 아저씨가 훌륭한 운동 처방을 내리셨다. "나가 놀아라."

고강도 인터벌 운동

일반적으로 사람은 30세를 넘으면 노화가 시작되는데 큰 이유 중 하나가 성장 호르몬이 급격히 떨어지기 때문이다. 성장 호르몬이 떨어지면 근력이 줄고 지방이 늘어나기 쉽다. 이를 예방하는 좋은 방법이 바로 고강도 인터벌 운동이다. 이 운동은 근력 증가와 기초 대사 에너지 소비를 높이는 효과도 있다. 또 일반 유산소 운동보다 다이어트에 더 효과가 좋다는 연구 결과도 있다. 총 운동 시간은 하루 4분, 일주일에 3일만 해도 효과가 있다. 운동 방법은 다음과 같다. 만약 하루 4분도 내기 어렵다면 위대하고 장대하고 허무하고 엉뚱하게 살 수밖에 없다.

우선 가볍게 뛰면서 워밍업을 한다. 준비 운동이 끝났으면 20~30초 동안 최대한의 힘으로 빠르게 움직인다. 달리기, 줄넘기, 버피 등 어떤 운동을 해도 상관없다. 운동이 끝나면 30~40초 정도 쉬었다가 다시 20~30초 동안 똑같은 운동을 하고 다시 쉰다. 이 과정을 3~4회 반복하고 스트레칭으로 마무리한다.

중요한 것은 운동할 때 짧은 시간에 숨이 찰 정도로 빨리 해야 효과가 있다. 물론 심장이나 폐가 약한 환자들은 갑자기 이 운동을 시작하면 안 된다.

집에서 자신의 심폐 기능을 알아보는 간단한 방법이 있다. 숨이 턱 밑까지 차도록 몸을 빠르게 움직이다가 바로 중단하고 1분 동안 맥박을 잰다. 만약 1분 후 맥박이 25 이상 떨어지지 않으면 운동 전에 반드시 전문의의 진찰을 받아야 한다.

40대 중반의 마리아는 3년 전 둘째를 낳고 나서 임신 때 늘어난 몸무게가 빠지지 않아 고민하는 환자였다. 먹는 것을 즐기기 때문에 운동을 통해서만 다이어트를 하고자 매일같이 운동했다. 하루에 2마일(약 3.2km)은 기본적으로 뛰고 줌바와 요가 클래스를 꾸준히 하는데도 살이 빠지지 않았다. 상담 결과 현재 식단에는 큰 문제가 없는 것으로 나타나 유산소 운동을 줄이는 대신 인터벌 트레이닝을 권했고 요가 클래스는 계속하도록 했다. 고등학교 때까지 배구 선수를 했고 평소에도 운동을 꾸준히 해서 그런지 고강도 인터벌 운동을 시작해도 무리가 없었는데 전체 운동량은 평소보다 많이 줄어들었지만 서서히 체중이 줄어드는 효과가 나타났다.

약이 되는 스트레칭,
독이 되는 스트레칭

우리 몸을 보면 뼈, 치아, 손톱, 발톱을 제외하곤 모든 부분이 유연하고 말랑말랑하다. 나이가 어릴수록, 건강할수록 더하다. 반대로 나이가 들수록, 건강하지 않을수록 몸은 거칠어지고 뻣뻣해지고 딱딱해진다. 나이 들수록 근력, 지구력, 민첩성, 균형 감각 등이 떨어지는데 특히 유연성이 많이 떨어져 운동 도중이나 일상적으로 움직이는 중에 다치는 경우가 많다. 따라서 평소에 틈틈이 스트레칭을 하면 부상이나 몸이 굳어지는 것을 예방할 수 있다.

자신의 몸이 얼마나 뻣뻣한지 확인하는 간단한 방법이 귀 위아래를 손가락으로 접어보는 것이다. 잘 접히면 유연한 편이고 안 접히면 굳어 있다는 뜻이다. 또 팔을 앞으로 뻗은 다음 팔꿈치를 구부리고 손바닥과 팔을 마주 붙인 후 천천히 양쪽 팔을 머리 쪽으로 들어 올려 잘 올라가는지 확인하는 방법도 있다. 거울 앞에 서서 했을 때 양팔 사이로 얼굴이 많이 보일수록 유연하다고 볼 수 있다.

스트레칭할 때는 두 가지를 기억하면 좋다.

첫째, 몸이 굳어 있는 상태에서 무리하게 스트레칭을 하면 오히려 다칠 수 있다. 마치 딱딱한 국수 가락이 서로 붙어 있을 때 무리하게 힘을 주어 떼면 떨어지지 않고 그냥 찢어지는 현상과 같다. 그래서 스트레칭을 하기 전에 워밍업을 하고, 처음에는 천천히 부드럽게 시작하는 것이 좋다. 특히 아침에 일어나자마자 갑자기 스트레칭을 하면 다칠 위험이 훨씬 크므로 조심해야 한다. 또 부신 기능이 많이 떨어진 사람들은 인대가 약해 있기 때문에 무리한 스트레칭은 피해야 한다.

둘째, 스트레칭을 할 때 그 자세를 30초에서 1분 정도 유지해야 효과가 있다. 흔히 선수들도 자주 실수하는 경우로, 스트레칭 자세에서 해당 부위를 계속 움직이는 바운스 동작을 하거나 스트레칭을 짧게 하면 오히려 근육이 다시 수축되고 더 뭉친다. 스트레칭 잘못하거나 지나치게 하면 스트레처에 실려갈 수 있다.

그러나 몸의 변화보다 심각한 것이 영혼과 정신과 마음의 변화다. 몸에 자연스럽게 찾아오는 노화와 크고 작은 질병들을 다 막을 순 없지만 영혼과 정신과 마음은 부드럽게 유연하게 말랑말랑하게 유지하려고 노력하자. 끝까지 생태로 살기는 힘들겠지만 동태로 죽지는 말자.

잠은
최고의 보약

인체의 신비 중 하나가 잠을 자는 것이다. 아직까지는 과학적으로 잠자는 이유를 다 밝혀내지 못했지만 잠이 건강에 꼭 필요한 건 사실이다. 잠이 건강에 미치는 영향은 크게 세 가지로 볼 수 있다.

첫 번째는 잠을 자는 동안 면역세포가 온몸을 돌아다니며 하루 종일 활동하면서 다치고 고장 난 세포들을 치유하고 염증, 세균 활동, 암을 억제해준다. 특히 새벽 2~3시에는 스트레스 호르몬인 코르티솔이 가장 적게 나오는데 이때 면역세포는 최대한의 실력을 발휘한다. 즉 이 시간대에 충분히 잠을 자야 몸이 치유되고 회복된다.

두 번째는 잠을 잘 때 뇌가 하루 종일 겪었던 온갖 일들을 정리해서 중요한 건 저장하고 필요 없는 건 삭제한다. 시험을 잘 보려면 열심히 공부하고 자야 그 내용이 머릿속에 저장되지 밤새워 공부해봐야 별 도움이 되지 않는 이유다.

세 번째는 잠을 잘 때 뇌가 스스로 청소를 한다. 잠을 잘 때 뇌세포의 크기는 60%나 줄어들면서 독성 물질이나 노폐물이 뇌 속의 림프

시스템을 통해 빠져나간다. 한 예로 독성 물질 중 하나인 베타아밀로이드라는 단백질이 있는데 이 물질이 쌓이면 결국 치매에 걸린다. 이런 물질들은 다시 간으로 옮겨져 해독 과정을 거치게 된다. 즉 밤에 잘 못 자고 새벽에 술까지 마시면 뇌와 간이 다 망가진다. 머리에 든 게 없는 사람보다 더 나쁜 것이 머리에 쓰레기가 꽉 찬 사람이다. 잠을 잘 자야 청결 뇌인(腦人)이 된다.

건강한 수면을 위해 꼭 필요한 것이 베개다. 개인차가 있지만 하루 평균 6~8시간 잔다고 치면 인생의 거의 3분의 1을 자는 셈이다. 즉 인생의 3분의 1을 매트리스, 베개와 함께 지낸다고 볼 수 있다. 그래서 좋은 베개를 사용하는 것이 중요하다. 다양한 형태의 베개가 있는데, 똑바로 누웠을 때 목의 뒷부분을 잘 받쳐주고 옆으로 누웠을 땐 어깨와 옆머리를 받쳐주는 제품이 좋다. 베개도 과학이다.

불면증의 원인은 크게 네 가지로 나눌 수 있다.

첫 번째는 일반적으로 잠을 못 자는 경우로 세로토닌 부족이다. 멜라토닌의 재료인 세로토닌이 부족하면 멜라토닌이 안 만들어지고 멜라토닌이 부족하면 불면증에 걸린다. 단백질을 충분히 먹지 않거나 가공육을 많이 먹으면 세로토닌이 부족해지기 쉽다.

두 번째로 처음부터 잠이 안 들면 노르아드레날린이나 티라민이 높기 때문이다. 즉 정신적인 스트레스, 육체적인 고통, 소화불량, 외부 소음, 카페인 등이 노르아드레날린 호르몬을 높인다. 만약 처음에 잠들었다가 몇 시간 뒤 깨어 다시 못 자는 경우는 혈당이 떨어져서 아드레날린, 글루카곤, 코르티솔이 분비되어 뇌를 자극하기 때문이다.

세 번째로 악몽에 시달리며 못 자는 경우는 도파민이나 티라민이 높기 때문이다. 티라민이 체내에 과다하게 쌓이면 교감신경을 흥분시킬 수 있다. 티라민이 많은 대표적인 음식이 오래된 육류, 치즈나 술, 간장 등의 발효 식품이다. 또 혈당이 너무 떨어져도 잠에서 깰 수 있다.

네 번째는 특정 시간마다 깨는 경우다. 특히 새벽 1~3시 사이에 깨는 경우는 간 기능이 떨어져 있을 가능성이 높다.

건강한 수면을 위해서는 방의 온도를 섭씨 15~20도 정도에 맞추고 주변에서 빛이나 전자파를 모두 차단하고 야식을 피하고 11시쯤 잠자리에 드는 습관을 들여야 한다. 취침 전 가벼운 운동도 도움이 된다.

불면증에는 트립토판, 트립토판의 전 단계 물질인 5-HTP, 패션 플라워, 발레리안, 홉, 칼슘, 마그네슘, 가바(GABA), 이노시톨, 라벤더 오일 등이 좋다. 환자가 자가진단을 하고 멜라토닌을 섭취하기도 하는데 몸에서 멜라토닌이 부족한 경우에만 효과가 있다.

에모리 대학 병원에서 간호사로 일하는 수전은 최근에 불면증과 살이 찌는 문제가 생겼다. 2주마다 낮 근무와 밤 근무가 교대로 바뀌면서 불면증이 심해져 수면제를 먹기 시작했고, 살을 빼기 위해 하루 거의 한 끼만 먹고 있었다. 상담을 통해 일단 음식 섭취량을 늘리고 숙면을 취할 수 있도록 했다. 밤 근무를 할 때는 생체리듬을 방해할 수 있는 커피를 끊게 했다. 밤 근무 때문에 낮에 자야 할 때는 환경을 최대한 밤처럼 만들기 위해 모든 소음을 막고 두꺼운 커튼으로 빛을 차단하도록 했다. 또 밤 근무를 마치고 퇴근한 후에 음식을 많이 먹고 자지 않도록 일 중간에 견과류로 간식을 먹도록 했다. 한 달 이상 실천한 결과, 체중이 줄고 숙면을 취할 수 있었다.

제4장 • 내가 먹는 음식이 나를 만든다

음식 알레르기
팔인방

선진국 국민 중에는 음식 알레르기로 고생하는 사람들이 많고 그 수도 점점 늘어가고 있다. 알레르기는 외부 요인에 대해 면역계가 지나치게 반응하는 작용이다. 알레르기 환자들이 증가하는 이유는 지나친 위생 관리, 식품 첨가물 사용 증가, 중금속이나 화학 물질 사용 증가, 모유 수유 감소, 너무 이른 이유식, 유전자 조작 식품 섭취, 위산이나 소화 효소 부족 등을 들 수 있다.

우리가 흔히 먹는 음식에 들어 있는 여덟 가지 알레르기 성분으로는 솔라닌(토마토, 감자, 가지, 고추, 파프리카, 담배, 고지베리), 카페인(커피, 차), 글루텐(빵, 국수, 각종 조미료나 가공식품), 카제인(모든 유제품), 유당(요구르트를 제외한 모든 유제품), 렉틴(콩), 오브알부민(달걀), 제인(옥수수) 등이 있다.

음식 알레르기는 격렬한 히스타민 반응으로 즉시 피부가 붓거나 가렵거나 호흡 곤란 등이 나타나는 급성 알레르기 반응부터 두통, 소화불량, 관절염, 근육통 등 음식이 원인인지 알 수 없는 만성 알레르기 반응까지 다양하다. 또 사람에 따라 다르게 나타난다. 그러므로 원인을 알 수 없는 만성 질환에 시달린다면 음식 알레르기 검사를 받아보는 게 좋다.

알레르기 검사는 즉각적인 반응을 알아보는 IgE 혈액 검사와, 반응이 천천히 일어나는 현상을 알아보는 IgG, IgM 검사가 있다. 혈액 검사가 100% 정확하지 않은 경우도 있으므로 집에서 간단히 할 수 있는 두 가지 방법을 알아본다. 첫 번째는 의심되는 음식을 먹기 전에 맥박 수를 재고 음식을 먹은 후 다시 쟀을 때 맥박 수가 올라가면 음식 알레르기를 의심할 수 있다. 두 번째는 의심되는 음식을 식단에서 한 가지씩 빼면서 몸에 어떤 변화가 일어나는지 관찰해 알아낼 수도 있다. 단, 가공식품은 여러 가지 성분들이 들어 있기 때문에 정확한 알레르기 요인을 찾아내기 힘들다.

어느 건강 방송 프로에서 의사 선생님들이 적극 추천하는 음식으로 토마토를, 절대 하지 말아야 할 것으로 흡연을 뽑았다. 그런데 토마토와 담배는 같은 식물 종류다. 토마토는 좋은 음식이지만 관절염, 특히 류머티즘성 관절염 환자들에겐 솔라닌이라는 성분 때문에 염증을 악화시킬 수 있다.

하나만 아는 것이 아예 모르는 것보다 더 위험한 경우다.

알레르기와 관련된 생활 요인들을 하나씩 점검해보고 알레르기 증상이 있을 때 베타카로틴, 케르세틴, 대구 간유 등을 섭취하면 도움이 된다.

글루텐은
장점막 누수 증후군의 주범

사람의 소화 기관은 입에서 항문까지 빨대 같은 하나의 관으로 되어 있다. 그래서 어떤 성분이 소화 기관의 장벽을 통과해 몸속에 흡수될 때 건강에 영향을 미친다. 수박씨는 먹어도 소화되거나 장벽을 통과하지 못하기 때문에 사실은 몸 밖에 머물러 있다가 배출되는 셈이다.

장벽엔 면역세포의 80%가 활동하며 유해한 물질이 통과하지 못하도록 파수꾼 역할을 한다. 장벽이 약해지면서 틈이 생겨 소화되지 못한 성분이 흡수되는 장점막 누수 증후군에 걸리면 온갖 질병이 나타날 수 있다. 장벽을 파괴하는 유해 물질로는 중금속, 각종 화학 물질, 항생제 등이 있는데 요즘 더 심각한 것이 밀가루 음식에 들어 있는 글루텐이란 단백질이다.

글루텐은 밀가루 음식의 식감을 높여주는 성분으로, 인체 내에서 소화되지 못하고 장벽에 염증을 일으키는 위험한 물질이다. 옛날 밀에는 소량 들어 있었지만 요즈음 밀에는 엄청나게 들어 있고 특히 한국 사람들이 좋아하는 강력분 밀가루엔 더 많이 들어 있다. 또한 밀에는 글루테오모르핀이란 성분이 있어 중독을 일으킨다.

장벽이나 면역 기능이 약한 사람은 글루텐 알레르기 증상이 나타나기도 하고 심각하면 셀리악병으로 진단받기도 하는데 알레르기 증상이 없어도 건강을 해칠 수 있기 때문에 가급적 적게 먹거나 끊는 것이 좋다. 요즈음 한국에선 글루텐프리 제품이 다이어트로 인기가 높은데 글루텐프리라도 다른 곡류가 많이 들어 있으면 혈당을 높일 수 있다. 건강은 장에서 시작된다는 사실을 명심하자.

나는 누구일까요?

저는 마약처럼 중독성이 매우 강합니다.

저는 뇌를 자극해 식욕을 엄청 높입니다.

저는 흰 설탕보다 더 빨리 혈당을 올립니다.

저는 각종 음식 첨가물과 매우 친합니다.

저는 소장 벽을 파괴해 온몸에 염증을 일으킵니다.

저는 각종 만성병의 주범입니다.

저는 모든 밀가루 음식 속에 삽니다.

제 이름은 글루텐입니다.

MSG 논란에
끝을 내자

MSG(Monosodium Glutamate)는 마법의 가루로 알려진 대표적인 음식 첨가물이다. 이 성분이 몸에 해가 되지 않는다고 주장하는 쪽에서는 모노소디움 글루타메이트가 다시마, 멸치, 표고버섯에도 들어 있는 자연 성분이기 때문에 괜찮다고 한다. 그런데 식품 첨가물로 먹으면 혈중 농도가 몇십 배 높아져 온갖 부작용을 일으킨다. MSG는 크게 두 가지 문제를 안고 있다.

첫 번째는 MSG가 렙틴 저항성과 인슐린 저항성을 일으키는 문제다. 렙틴은 지방량이 충분할 때 지방세포에서 분비되어 뇌를 자극함으로써 더 이상 지방을 만들지 않도록 조절하는데 MSG를 먹으면 뇌가 이 호르몬을 인식하지 못한다. 또 세포가 인슐린을 인식하지 못해 세포 속으로 들어가지 못한 혈당이 혈관 벽을 망가뜨리고 굶주린 세포가 과식하면서 결국 비만을 일으킨다.

두 번째 문제는 MSG가 신경을 흥분시키는 독소 역할을 한다는 점이다. 신경세포가 흥분되면 결국 죽는다. 특히 뇌를 보호하는 막이 다 형성되지 않은 어린아이들이 MSG가 많이 함유된 가공식품이나 과자를 먹으면 학습 장애, 주의력 결핍증, 알레르기, 면역력 저하 등에 걸릴 수 있다.

MSG의 독성은 이미 여러 연구에서 확실하게 밝혀졌다. 신경세포 파괴, 비만, 두통, 피곤증, 정신 혼란, 우울증, 심계항진, 신경 저림 등을 일으킨다. 더 이상의 논란은 불필요하다. 물론 소비자들을 속이기 위해 무첨가라고 쓰인 제품이 있기도 하다. 그 대신 가수분해 단백질, 이스트, 단백질 분해 효소, 젤라틴, 천연 향료 등이 들어 있으면 그게 그거다. 진짜 무첨가는 오직 깍두기와 무채뿐이다. 소비자가 꼭 가봐야 할 별이 분별이다.

냉면도 조심해야 한다. 시중에서 판매하는 냉면 육수는 거의 대부분 세 가지 재료로 만든다. 소고기 맛 조미료, 설탕, 식초다. 물론 소고기 맛 조미료에 약 5% 소고기가 들어가 있기는 하다. 그리고 식당에서 고추장 다대기를 넣어주는 이유는 조미료 맛을 중화시키기 위해서다. 알면서도 먹는다면 할 수 없지만 이 정도면 '음식'이 아니다.

설탕의
쓴맛

　　모든 세균들은 항상 자신이 생존 가능한 환경을 찾는다. 쓰레기 있는 곳에 파리가 들끓고, 음식 찌꺼기가 있는 곳에 개미가 꼬이는 이치다. 면역력이 약한 사람의 몸은 세균들이 서식하기에 최고의 환경이다. 평소에 면역력을 튼튼히 유지해야 하는데, 그러려면 설탕을 끊는 것이 제일 중요하다. 우리가 좋아하는 설탕은 박테리아, 바이러스, 곰팡이, 기생충의 생존 원료다. 설탕이 들어 있는 음료수, 주스, 과자, 사탕, 빵, 아이스크림 등을 멀리해야 한다.

　　설탕이 건강에 안 좋다고 알려지면서 많은 사람들이 천연 설탕, 꿀, 조청, 메이플 시럽, 선인장 꿀가루, 흑설탕, 아가베 시럽 등을 찾는데 약간의 성분 차이는 있지만 사실 몸에 들어가면 다 똑같이 포도당이 되어 몸에 나쁘기는 마찬가지다.

　　현재까지 설탕으로 쓰기에 가장 안전한 것은 스테비아라는 식물 추출물과 자일리톨이다. 그리고 칼로리는 없지만 단맛을 내는 인공 감미료는 뇌신경을 파괴하는 독성 물질로 절대 먹으면 안 된다.

과당의 유혹

흔히 과일이 건강에 좋다고 해서 많이 먹는데 과일 속의 과당은 비만, 당뇨, 고혈압, 지방간 등과 관련이 깊다. 특히 요즘 과일들은 품종 개량으로 당도가 꽤 높고 1년 내내 시장에 나오기 때문에 쉽게 살 수 있다. 바나나, 파인애플, 망고 등의 열대성 과일에 과당이 많고 과일 주스나 옥수수 과당으로 만든 음료수는 그냥 액체 설탕이다. 스트로베리, 블루베리, 블랙베리, 체리 등이 좋은 과일에 속한다. 베리 종류가 베리 굿이다. 과일의 하루 적당 섭취량은 사과 반 개 정도다. 물론 과일에는 식이섬유, 미네랄, 비타민, 식물 영양소 등이 들어 있지만 다른 방법으로 설탕을 섭취하기 쉬운 현대인들은 최대한 줄이는 것이 좋다. 과당 중에서 최악은 옥수수를 가공해 만든 고과당 옥수수 시럽이다. 그냥 독극물이라 보면 된다.

나쁜 음식 좀 먹지 말자. 내 몸은 숨 쉬는 쓰레기통이 아니다.

가장 위험한 설탕: 고과당 옥수수 시럽

흔히 액상과당으로 불리는 고과당 옥수수 시럽은 1950년대 미국에서 처음 발명된 후 1971년 일본에서 안전하게 먹을 수 있는 형태로 개발되었다. 액상과당은 높은 압력으로 옥수수 전분과 산을 혼합해 끓여서 만드는데 흰 설탕보다 단맛은 6배나 강하지만 비용은 20% 저렴하여 대량생산되고 있다. 현재 가공식품의 단맛을 내는 데 액상과당이 50% 이상 쓰이고 있으며, 이를 가장 많이 사용하는 제품은 청량음료다. 그러나 액상과당이 널리 사용되면서 심각한 문제들이 발생하고 있다.

액상과당 문제는 여러 연구에서 밝혀졌다.

• 2004년 《미국 임상 영양학 저널》에 "미국인의 비만율이 높아진 것은 액상과당이 함유된 음료수 섭취 증가와 깊은 관련이 있다"는 내용의 논문이 발표되었다.

• 미국 프린스턴 대학 연구팀의 동물 실험 결과, 액상과당이 설탕보다 더 많은 체중 증가를 일으키는 것으로 나타났다.

• 최근 미국 캘리포니아대 연구팀에서는 일반인 16명을 대상으로 10주 동안 한 그룹은 액상과당을, 다른 그룹은 설탕을 섭취하게 하고 그 결과를 관찰하는 임상 시험을 시행했다. 그 결과 액상과당을 섭취한 그룹에서만 내장 기관에 지방세포가 쌓이고 당뇨병과 심장병의 위험이 높아지는 것으로 나타났다.

이뿐만 아니라 액상과당은 끈적끈적해서 치아에 잘 달라붙어 충치를 일으킨다는 연구 결과도 있다. 액상과당은 포만감을 느끼는 렙틴 호르몬 분비를 방해하여 과식을 유도하는데 이러한 이유로 최근 미국에서는 액상과당의 소비가 점점 줄어들고 있으며 식품업체들도 액상과당 대신 일반 설탕을 사용하는 추세로 돌아서고 있다. 최근 코카콜라는 자사 제품에 더는 액상과당을 사용하지 않고 일반 설탕을 사용한다고 선전하면서 소비자에게 마치 액상과당보다 일반 설탕이 건강에 더 좋다는 식의 잘못된 사실을 퍼뜨리고 있다. 액상과당 소비를 줄이려는 미국과 다르게 한국에서는 오히려 액상과당 소비가 늘고 있어 안타깝다.

설탕보다 더 위험한
인공감미료

       설탕이 건강을 해친다는 정보가 널리 알려지면서 단맛만 낼 수 있는 인공감미료가 개발되었는데 가장 대표적인 것이 바로 아스파탐이다. 아스파탐은 일반 설탕인 수크로오스보다 단맛이 약 220배 강하고, 화학적으로 페닐알라닌 50%, 아스파라긴산 40%, 메탄올 10%로 구성되어 있다. 현재 아스파탐은 6000가지 이상의 제품에 사용되는데 대표적인 것이 탄산음료, 스포츠 음료, 껌, 민트, 젤라틴, 디저트, 각종 약물, 푸딩, 아이스크림, 요구르트, 비타민, 무설탕 캔디, 시리얼, 스낵바 등으로 대부분의 가공식품에 들어간다고 볼 수 있다. 전 세계적으로 100여 개 이상의 국가에서 2억 명 넘는 소비자들이 섭취하고 있다.

  아스파탐의 성분인 페닐알라닌과 아스파라긴산은 사실 가공하지 않은 천연 음식에도 들어 있는 안전한 성분이지만 이 성분의 함유량을 인위적으로 조작하면 다른 아미노산과의 균형이 깨진다. 또한 체내에서 페닐알라닌과 아스파라긴산이 분리되어 자유로운 형태로 변환되면 인체 내에서 독소로 작용해 여러 가지 건강 문제를 일으킨다. 특히 신경세포를 흥분시키는데 신경외과 의사인 러셀 블레이락 박사는 이를 '흥분 독소'로 명명했다.

일단 포름알데히드 문제부터 알아보자.

미 환경청에서는 섭취한 아스파탐의 10%를 구성하는 메탄올의 일일 최대 섭취량을 7.8mg으로 정했는데, 이는 다이어트 청량음료 반 캔에 들어 있는 양이다. 사실 아스파탐 문제는 아미노산이나 메탄올 자체가 아니라 이 성분들이 대사되는 과정에서 발생하는 부산물 때문이다. 페닐알라닌은 상온에서 장기간 보관할 경우 발암 성분으로 변환된다. 이 현상은 이미 아스파탐의 안전성 관련 연구가 실시된 초기부터 잘 알려져 있었다. 메탄올은 독성 물질인 포름알데히드로 쉽게 변환된다. 사실 메탄올은 자연적으로 발생하는 물질이지만 다른 아미노산과 결합되는 현상은 자연 상태에선 절대로 일어나지 않는다. 미 환경청에서는 포름알데히드를 발암 물질로 지정했는데 특히 유방암이나 전립선암 유발 인자로 간주한다. 실제로 아스파탐 섭취가 전 세계적으로 급증하면서 이 두 가지 암 발병이 높아진 것도 결코 우연이 아니다. 또한 미 환경청에서는 포름알데히드의 안전 섭취량은 알려져 있지 않다고 결론지었다. 포름알데히드는 포메이트란 부산물을 만드는데 이 물질이 체내에 축적되면 대사성 산증을 일으켜 혈액의 산성도가 높아지고 시력 손실, 치명적인 신장 파괴, 여러 내장 기관의 기능을 떨어뜨리고 심한 경우 사망을 일으킬 수 있다.

두 번째 문제는 페닐알라닌이다.

아스파탐의 주성분인 페닐알라닌은 사실 뇌 기능에 중요한 엘도파, 노르에피네프린, 에피네프린 등의 뇌신경 전달 물질로 변환된다. 그러나 아스파탐을 과다 섭취하면 이 신경 전달 물질이 너무 많이 만들어져서 불안, 우울증, 두통, 발작, 떨림 등의 신경학적 문제를 일으킨다. 또 단시간에 과다 섭취할 경우엔 극심한 불안, 땀 흘림, 공포, 심계항진 등을 일으킬 수 있다.

임신부가 과다 섭취할 경우엔 탯줄을 통해 태아의 혈액으로 옮겨가서 치사량에 이르거나 선천적 장애를 일으킬 수도 있다.

마지막으로 아스파라긴산 문제가 있다.

아스파라긴산은 신경세포를 흥분시키는 뇌신경 전달 물질 역할을 한다. 우울증이나 좌우 뇌를 연결하는 뇌량(corpus callosum)이 감소하는 병을 가진 사람들은 아스파라긴산 양이 부족한 것으로 나타났다. 반대로 이 성분이 지나치게 많으면 발작이나 중풍 등이 일어나고 흥분한 세포는 결국 죽는다. 마치 미원의 주성분인 MSG와 같은 '흥분 독소'가 된다. 흥분 독소 성분이 파킨슨병이나 알츠하이머 같은 퇴행성 신경계 병과 관련 있다는 것은 이미 잘 알려져 있다. 그런데 미국 식품의약국은 아스파탐을 이루는 두 가지 아미노산이 자유 형태로 존재할 때 흥분 독소 기능을 한다는 사실을 받아들이지 않으므로 해당 식품업체들에 사용 금지 조치를 내리지 않고 있다. 또한 흥분 독소는 활성 산소의 생성을 더 부추긴다. 활성 산소는 불안정하고 활동성이 높은 성분으로 주변의 정상 조직을 불안정하게 만들어 관절염, 동맥경화, 암 등의 직접적인 원인이 되거나 이런 질병의 발생을 더 높인다.

인간의 뇌는 혈액뇌관문(BBB)이란 보호막이 형성되어 있어 외부 독성 물질이 흡수되지 못하도록 하는데 당뇨, 고혈압 등을 앓거나 흡연자인 경우 이 보호막이 약해져서 아스파탐 같은 독성 물질이 뇌 속으로 쉽게 흡수된다. 특히 한 살 이하의 어린 아기나 태아는 혈액 뇌관문이 아직 다 형성되지 않아 흥분 독소가 더 쉽게 흡수될 수 있다. 그래서 임신 중이거나 모유 수유하는 엄마가 섭취한 아스파탐 성분이 아기에게 전달되어 회복이 불가능한 뇌신경 장애를 일으킬 수 있다.

이처럼 문제가 심각한데도 불구하고 아스파탐 문제를 제기하는 전문가들을 오히려 반박하고 반대하는 쪽이 있다. '건강과 웰니스를 위한 음료 기관'이란 단체가 그중 하나인데 바로 코카콜라가 소유하고 관리하고 있다. 또 버나드 매그너슨이란 의사가 설립한 아스파탐에 관한 궁금증을 풀어주는 아스파탐 정보 서비스 회사가 있는데, 그는 코카콜라의 자문위원이며 음료 시장에 아스파탐을 공급하는 아지노모토의 자문위원이기도 하다.

지금 미국에서는 다이어트 음료를 마시고 오히려 살이 찐 소비자들이 회사를 상대로 집단소송 중에 있다. 어떤 판결이 나올지 궁금하다.

소금으로 사는
짭짤한 인생

최근 벨기에 연구팀에 의하면, 심장병이 없는 성인 3만 6000명을 대상으로 8년 동안 조사했는데 소금 섭취가 낮을수록 심장병에 더 걸린다는 결과가 나왔다. 짜게 먹으면 고혈압에 걸리거나 심장에 나쁘다는 통념을 완전히 뒤집는 결과다.

사실 소금 섭취가 건강에 나쁘다는 대부분의 연구는 전통적으로 먹었던 천연 소금이 아니라 순도 90% 이상의 염화나트륨 성분인 정제염을 대상으로 했기 때문이다. 실제로 전통 식단대로 먹으면 천연 소금이 들어간 짠 음식을 먹을 때 상대적으로 칼륨이 풍부한 다른 음식도 함께 먹기 때문에 건강을 해치지 않는다. 일부 학자들은 선조들이 짜게 먹어도 건강에 별문제가 없었던 것은 육체노동을 하면서 땀을 통해 나트륨이 빠져나갔기 때문이라며 육체노동이 거의 없는 현대인은 최대한 싱겁게 먹어야 한다고 주장한다. 그러나 오히려 소금 섭취를 기피하다가 짠맛을 보충하기 위해 인공조미료를 대신 먹으면 더 큰 문제가 생긴다. 적당히 짜게 먹고 칼륨이 많은 음식을 충분히 먹으면 좋다.

무조건 싱겁게 먹으면 건강이 나빠지는 이유가 있다. 세포가 탈수 현상에 걸리지 않기 위해서는 세포 안에 물이 적당히 들어가야 하는데 물은 나트륨을 따라다닌다. 즉 적당히 짜게 먹어야 세포 안에 나트륨과 물이 들어가서 건강을 유지할 수 있다. 특히 부신은 나트륨이 적절히 있어야 충분히 제 기능을 한다. 부신 기능이 약한 사람이 무조건 싱겁게 먹으면 피곤증이나 알레르기가 더 심해지고 면역력이 떨어진다.

　　정제염은 짠맛만 나는 데 반해 천연 소금은 각종 미네랄이 들어 있어 짠맛, 신맛, 쓴맛 등이 복합적으로 난다. 건강을 위해서는 정제염보다 미네랄이 함유된 천일염이 나은데 요즘은 미세 플라스틱, 황산마그네슘, 비소 오염 문제가 있어 주의해야 한다. 그런 이유로 천일염을 불에 구워 불순물을 제거한 죽염이 더 낫지만 가격이 비싸다는 문제가 있다. 또 산에서 생산되는 암염인 핑크빛의 히말라야산 소금이나 안데스산맥 소금도 좋다고 알려져 있는데 히말라야산 소금이 생산되는 펀자브 지역은 최근 공해가 심각해 소금에 불순물이 쌓인다는 문제가 있다.

술을 끊을까?
커피를 끊을까?

건강 상담을 할 때 대답하기 가장 난감한 부분이 바로 술과 커피다. 둘 다 몸에 좋다는 연구 결과도 많고, 몸에 나쁘다는 연구 결과도 많아서 사실 환자뿐만 아니라 의사들도 혼란스럽기는 매한가지다. 이 책에서는 독자들의 판단에 도움이 될 만한 몇 가지 사실을 알아보기로 한다.

술: 약주인가, 독주인가?

침팬지나 고릴라들도 오래된 과일을 술처럼 먹는다. 술의 역사는 그만큼 오래되었고 거의 모든 문화권에서 찾을 수 있다. 술의 가장 큰 문제는 혈당을 빠르게 올리는 설탕 같은 역할을 한다는 점이다. 그래서 지방간, 내장 지방, 비만이 된다. 술배는 과학적으로 맞는 얘기다.

알코올이 분해되고 대사되는 과정에서 많은 비타민이 소모되고, 소화기 점막을 자극하는 문제도 있다. 술이 분해되어 나오는 아세트알데히드는 방사능을 분출하는 라돈과 같이 1등급 발암 물질로 분

류되어 있다.

한국 사람들이 마시는 술에 대해 간단히 알아보자. 서민의 대표적인 술인 소주는 인공감미료가 들어 있는 가공식품이다. 맥주는 글루텐 문제가 있다. 와인은 두통을 일으키는 방부제인 설파이드와 히스타민이 들어 있고 재배할 때 엄청난 농약이 사용된다.

적포도주에 함유된 레스베라트롤이란 항산화 성분이 심장병과 당뇨에 좋다는 기사들이 나돌면서 애주가들을 안심시키는데 이 성분이 건강에 좋다는 실험에서 사용한 레스베라트롤 양은 100~250mg 정도다. 그런데 적포도주 한 잔에 들어 있는 레스베라트롤은 1mg이다. 즉 100~250잔 정도 마셔야 된다는 얘기다. 사실 특정 영양소가 건강에 좋다는 연구들을 잘 살펴보면 대부분 실제 음식을 대상으로 하기보다는 고단위 추출물을 대상으로 삼은 경우가 많다. 따라서 그런 영양소가 포함된 음식을 많이 먹어도 바로 효과를 보진 못한다.

기자들은 이런 기사 쓸 때 조심해야 하고, 의료 소비자들도 분별력을 가져야 한다. 포도주로 심장병이나 당뇨 예방하기 전에 먼저 알코올 중독자가 될 수 있다.

집에서 좋은 재료로 만든 막걸리나 과일주를 마시면 좋다. 건강을 생각한다면 전통 발효주를 적당히 마시는 것이 제일 좋고, 술을 건강하게 마시는 법은 도수가 낮은 술을 천천히 마시고 술 마신 만큼 물을 마시는 것이다. 폭탄주를 만들어 먹거나 탄산음료, 주스를 같이 마시는 것은 명을 재촉하는 지름길이다.

커피는 물 다음으로 제일 많이 마시는 음료다. 커피 전문점도 많고 종류도 많은데 나처럼 커피를 안 마시는 부류는 아메리카노조차 모른다. 커피에는 항산화 성분도 있고 각성 효과도 있지만 그렇다고 건강을 위해 커피를 마시는 경우는 거의 없다. 맛과 향을 즐기기 위해 그냥 습관적으로 마신다고 솔직하게 고백하자. 또 커피보다는 식용유로 만든 크림이나 설탕 맛을 즐기기 위해 마시는 경우도 많다.

많은 사람들이 카페인의 도움으로 하루를 시작하는데 이는 부신 기능이 떨어져서 아침에 코르티솔이 정상적으로 나오지 않아 정신이 바로 들지 않는다는 문제를 의미한다. 카페인의 도움 없이 하루를 활기차게 시작할 수 있어야 정상이다. 카페인은 탈수 현상을 일으키며 간이나 신장에 부담이 되고, 커피는 산성 식품이고 잔류 농약 문제도 있다.

또 알려지지 않은 다른 문제가 있다. 커피 원료 열매를 생두라 하고, 생두 볶은 것을 원두라고 한다. 그 원두를 잘 갈아서 타 마시거나 필터로 내려 먹는다. 그런데 생두를 볶는 과정에서 공기와 열에 노출되어 산패가 일어난다. 따라서 볶은 후에는 빨리 소비해야 된다. 문제는 시중에서 파는 대부분의 커피가 볶은 지 몇 주 혹은 몇 달이 지나 산패가 심한 경우가 많은데 전문 바리스타가 아니면 맛으로 구분하지 못한다는 점이다.

카페인을 피하기 위해 카페인 무첨가 커피를 마시는 경우에는 스위스워터 용법을 거친 커피가 좋고, 내려 먹는 커피는 표백제가 들어 있는 필터를 피해야 한다.

필자는 건강한 사람에 한해 유기농 커피로 1~2잔을 에너지가 떨어지는 오후에 마시길 권한다. 또 공정 무역 거래 제품을 선택하면 경제 불평등 해소에도 도움이 된다. 커피 끊으면 죽을 것 같다는 사람들이 있는데 아직까지 커피 끊어서 생이 끊어진 경우는 한 번도 보지 못했다.

커피 대신 몸에 좋은 각종 허브차를 선택하면 좋다.

우유가 아니라
소의 젖이다

우유에는 탄수화물, 단백질, 지방이 모두 들어 있어 최고의 식품처럼 알려져 있지만 한마디로 난센스다. 우유는 약 34kg으로 태어난 송아지가 2주 만에 약 792kg으로 급성장하는 데 필요한 영양소로 이루어져 있다. 그래서 인간이 먹는 모유와는 성분 차이가 매우 크다. 시판되는 우유는 몇 가지 문제가 있다.

첫 번째는 살균 처리 과정에서 영양소가 파괴된다.

1920년대 프랑스에서는 우유를 생산하고 유통하는 과정에서 나쁜 위생 상태 때문에 각종 질병이 발생하자 이를 방지하기 위해 살균 처리를 시작했는데 문제는 살균 처리 과정에서 칼슘 흡수 효소, 미네랄, 유익균, 알레르기 억제 성분, 젖산, 면역세포, 비타민 B_6, B_{12} 등이 파괴된다. 그 때문에 시판되는 우유를 송아지에게 먹이면 정상적으로 자라지 못한다.

두 번째는 지방 분해 과정에서 건강을 해치는 성분이 발생한다.

우유를 생산할 때 지방이 굳어지는 현상을 막기 위해 지방을 아주 작은 입자로 분해하는데 이 입자가 소화 기관에서 소화되지 않고 장

벽에 그대로 흡수되어 심장병이나 고콜레스테롤 문제를 일으킨다.

세 번째는 우유가 일으키는 소화불량과 알레르기다

한국인을 포함한 동양인 중 성인의 약 70%는 유당을 분해하지 못한다. 또한 카제인 성분은 대표적인 알레르기 인자다. 모유에는 유장 단백질이 많지만, 우유에는 카제인 단백질이 많이 들어 있다.

네 번째는 우유에 여러 가지 화학 물질이 남는다.

전통적인 목축 방법이 아닌 공장식 사육 방식으로 키운 소의 우유에는 각종 호르몬, 항생제, 소염제, 농약 등이 남아 있어 사람이 마시면 그대로 몸에 흡수된다. 이런 화학 물질이 우유 섭취로 인한 암 발병과 연관이 있는 것으로 의심된다.

우유는 밀크(milk)가 아닌 소의 젖(cow's milk)이다. 밀크는 그냥 젖이다. 모든 젖먹이 동물은 새끼를 위해 젖을 만든다. 엄마 젖, 개 젖, 말 젖 등이다. 새끼들은 이가 없고 소화력이 약해 처음엔 젖을 먹이다 좀 크면 젖을 뗀다. 우유, 즉 소의 젖은 송아지가 먹는 것이다.

유럽이나 일부 특수한 지역을 제외하면 다 큰 동물이 남의 젖을 먹는 건 자연스럽지 않다. 송아지도 크면 안 먹는 소의 젖을 사람이 먹는 건 반칙이다.

모유가 잘 안 나오는 산모는 분유 대신 알레르기 성분이 적은 쌀이나 아몬드로 만든 제품을 먹이는 것이 좋다. 그래도 유제품을 꼭 먹여야겠다면 생소의 젖(raw milk)이나 생소의 젖으로 만든 유제품을 먹이면 된다. 한국이나 미국 대부분의 지역에서는 생우유 판매가 불법이지만 유럽이나 캘리포니아에서는 구입이 가능하다.

물 마시기도
훈련이 필요하다

　　　　　　건강을 위해 일반적으로 하루 여덟 잔 정도의
물을 마시는 것이 좋다고 하는데 모든 사람에게 적용하기에는 무리
가 있다. 자주 갈증을 느끼는 경우, 소변 색이 짙은 경우, 입이 자주
마르는 경우, 커피·청량음료·과일 주스를 마시는 경우 등에는 충분
히 수분 섭취를 해야 한다. 수분이 모자라면 콜레스테롤이 높아지고
혈액 순환과 면역 기능이 떨어져 각종 세균성 질병에 걸리게 되며
독소가 중화되지 못해 두통, 피부병, 염증 등이 일어난다. 또한 세포
안과 밖의 이온 농도가 조절되지 않아서 신진대사에 심각한 문제가
일어나기도 한다. 식이섬유를 충분히 섭취해도 수분 부족으로 변비
가 악화될 수 있다.

　시중에는 증류수, 샘물, 천연 탄산수, 정수기 물, 암반수, 심해수,
빙하수, 육각수, 이온수 등이 있는데 일반 정수기 물만 마셔도 충분
하다. 마트에서 파는 플라스틱 병물은 원산지나 수원지 표기가 없
으면 일반 수돗물을 공장에서 정수한 제품이다. 병물의 주 용기인
플라스틱에서 발암 성분인 비스페놀 A가 다량 검출되는 것으로 밝

혀져 주의해야 한다. 야외 활동을 나가면서 물을 가져가야 할 경우에는 폴리우레탄 재질로 된 어두운 색의 병이나 알루미늄 물병이 좋다.

물, 어떻게 마실까?

물은 소화 기능이 떨어지는 것을 막기 위해 식후 30분을 피한 나머지 시간에 조금씩 나누어 마시는 것이 좋다. 평소에 아주 차가운 얼음물을 마시면 위벽을 자극하고 몸에 찬 기운을 넣기 때문에 심한 운동이나 노동으로 인체 내부가 과열된 경우가 아니라면 가능한 한 체온과 비슷한 정도의 물이나 뜨거운 물을 컵에 반 정도 넣은 뒤 찬물을 다시 반 넣어 뜨거운 물의 양기운과 차가운 물의 음기운이 만나는 음양탕을 만들어 마셔도 좋다.

그러나 물을 충분히 마셔도 몸속에 머무르지 못하고 소변으로 빠져나가는 경우가 많은데 두 가지를 기억하면 좋다.

첫째, 평소에 워낙 물을 마시지 않아 방광이 작은 사람은 조금만 물을 마셔도 바로 소변을 본다. 이럴 때는 처음부터 물을 많이 마시지 말고 조금씩 자주 마시면서 방광을 키워야 한다.

둘째, 우리 몸에서 물을 저장할 수 있는 곳이 근육이다. 체지방이 많고 근육량이 적으면 물을 아무리 마셔도 소변으로 나간다. 물통이 커야 많은 물을 담을 수 있듯이 근육 운동을 해서 근육량을 늘려야 수분을 잘 유지할 수 있다.

GMO 작물의
위험성

병충해를 방지하고 작물량을 증가시킬 목적으로 유전자 조작 농산물(GMO)이 개발되어 우리 식탁에도 빈번히 오르고 있다. GMO 작물이란 유전공학 기술을 이용해 동물, 식물, 미생물의 특정 유전자를 서로 다른 종에 인위적으로 삽입하여 만들어낸 새로운 생물체를 말한다. 같은 종을 이용한 전통적인 품종 개량법도 아니고 자연환경에선 절대로 일어나지 않는 현상이다.

유전자 조작 기술의 역사는 찰스 다윈이나 멘델 시대로 거슬러 올라갈 만큼 깊다. 현재 몬산토를 위시하여 많은 다국적 거대 기업들이 관여하고 있는데 연구 초기에는 병충해를 막아 작물 생산량을 늘리고 영양가 높은 종자를 개발할 목적으로 시작했지만 점점 농업 분야 연구 주제를 장악하며 작물 거래 규정이나 농산물 정책에까지 막강한 영향력을 행사하고 있다.

살아 있는 생명체의 유전자를 인위적으로 조작했을 때 나타날 수 있는 변화와 다른 종의 유전자 결합으로 생성될 수 있는 새로운 작물의 영향을 정확히 예측하는 것은 불가능하다. 인류가 오랫동안 재배해오며 검증하고 먹었던 식품들과 달리 GMO 작물은 현재의 과학 기술로는 안전성을 보장하는 그 어떤 검사도 시행된 적이 없을 뿐 아니라 그 결과를 전혀 예상할 수 없는 위험을 안고 있다.

GMO 작물을 생산하는 기업에서는 자사의 농작물이 안전하다고 주장하지만 먹거리의 안전을 책임지는 미국 식품의약국 같은 기관에서는 연구비가 많이 들고 또 농작물이 인체에 악영향을 미치는지 좀 더 시간을 두고 지켜볼 필요가 있다는 이유로 어떤 안전성 연구도 시행하도록 권고하지 않는다.

대표적인 것이 콩, 옥수수, 밀 등이고 앞으로 더 많은 작물로 확대될 것이다. 몬산토가 개발한 Bt옥수수의 경우, 토양 속에 사는 바실러스 미생물이 독성 물질(Bt)을 만들어 해충의 소화 기관을 파괴하는 현상에 착안해 옥수수에 바실러스 유전자를 주입하여 스스로 살충제 같은 독성 물질을 만들어낼 수 있도록 개발되었다. 이 옥수수는 1990년 후반부터 사용되었는데 시간이 지나면서 이 독성 물질에 내성을 보이는 해충들이 나타나기 시작했다.

GMO 작물이 건강에 악영향을 일으킨다는 사례가 이미 수없이 보고되고 있다. GMO 작물이 건강에 미치는 영향에 대해 깊이 연구해온 MIT 대학의 스테파니 세네프 박사는《엔트로피》학술지에서 GMO 작물을 재배할 때 사용하는 글리포세이트가 주성분인 제초제가 현대인들의 만성병에 미치는 영향으로 자폐증, 심장병, 비만, 우울증, 루게릭병, 장염, 크론병, 염증성 장병, 만성 설사, 알레르기, 불임, 암, 치매, 파킨슨병, 다발성 경화증 등이라고 주장했다.

가장 유명한 연구로는 2012년 프랑스 칸 대학의 세랄리니 교수 연구팀에서 진행한 실험이다. 몬산토는 GMO 옥수수를 3개월 동안 쥐에게 먹인 후 인체에 전혀 해롭지 않다는 결론을 내렸는데 세랄리니 교수 연구팀이 몬산토와 같은 방법으로 실험 기간을 2년간 늘렸을 때는 쥐에서 종양과 유방암이 발생했고 내장 기관이 파괴되었으며 암컷에서는 불임이 나타났고 일부 실험 쥐들은 조기 사망했다. 2015년에 세계보건기구는 글리포세이트를 발암 가능성 물질로 구분했다.

이처럼 인체 건강과 자연환경에 여러 가지 문제를 일으키는데도 기업들은 다음과 같은 구실을 내세워 GMO 작물 재배의 정당성을 강조한다.

주장 1: 전 세계적인 기아 문제를 해결할 수 있다. 몬산토의 대주주인 빌 게이츠는 GMO 작물이야말로 인류의 기아 문제를 해결할 수 있는 최선의 방법이라고 주장했다.

사실: 이들은 GMO가 해충의 피해를 입지 않고 잡초에도 잘 견디는 품종으로 단시간에 많은 수확량을 거둘 수 있을 것으로 예상했지만 실제로 지난 30년간 전 세계의 기아 문제는 해결되지 않고 있다. 오히려 전통적인 작물 재배 방법이 적은 비용으로 많은 생산량을 낼 수 있다는 주장이 제기된 지 오래다. 사실 기존의 재배 방법으로도 120억 명을 먹여 살릴 수 있을 만큼의 식량은 충분히 생산되고 있다. 유엔의 지원을 받았고, 노벨 경제학상을 수상한 아마르티아 센

은 실제로 기아의 근본적인 문제는 생산량의 부족이 아니라 식량 조달과 분배가 효과적으로 이루어지지 않는 데 있다고 주장했다.

주장 2: 제초제 사용을 줄일 수 있다. 제초제와 살충제 저항성이 있는 GMO 작물을 재배하면 농약 사용이 줄어들어 환경 오염 방지에 도움이 된다

사실: 워싱턴 주립대 찰스 벤브룩 박사의 보고에 의하면, 2007년에서 2010년까지 제초제 사용이 오히려 46% 늘어난 것으로 나타났다. 또 다른 보고에 따르면, GMO 대두나 면화 품종을 생산하면서 제초제 내성 대두나 면화 품종이 없을 때보다 3억 8300만 파운드의 제초제를 더 사용한 것으로 나타났다. 이런 현상의 가장 큰 원인은 글리포세이트 내성 슈퍼 잡초가 번식했기 때문이다. 결국 더 강한 제초제를 더 많이 사용해야 하는 악순환이 발생한다.

GMO 표기법

현재 미국에서는 소비자의 알 권리 차원에서 GMO 작물 표기법 제정을 위해 많은 학자들과 시민 단체, 소비자 단체에서 노력하고 있지만 대기업의 반대로 심한 갈등을 빚어오다가 최근 모든 식료품에 GMO 작물 여부를 알 수 있는 Q코드 표기 의무화 법안을 통과시켰다. 그리고 유럽의 많은 나라들이 GMO 작물 재배, 수입, 유통을 원천적으로 금지하고 있다.

한국은 '전 성분 표시제'에 따라 성분 표시를 하고 있지만 GMO 작물에 대한 표시는 제대로 시행되지 않고 있다. 이번에 식약처에서

정한 법령에 따르면, GMO 작물이 포함되어도 다음 두 가지 경우에는 표기 의무가 없다고 한다. 첫 번째는 제조, 가공 후에 GMO 작물 유전자가 검출되지 않으면 표시하지 않아도 된다. 즉 GMO 옥수수로 만든 과당을 과자에 첨가했다면 GMO 작물 표기를 안 해도 된다는 의미다. 두 번째는 GMO 작물이 원재료 상위 다섯 가지 안에 들지 않으면 표기하지 않아도 된다.

GMO 작물이 안전하다고 주장하는 회사나 단체들이 레이블 표기법을 저지한다는 것은 오히려 GMO 작물이 문제 있음을 스스로 인정하는 셈이다. 한국도 레이블 표기법이 제정되지 않아 소비자들의 불만이 높다. 그런데 반려동물 사료에는 표기되어 있다.

한국은 미국으로부터 콩과 옥수수를 90% 이상 수입하고 있는데 미국과의 FTA 협정 이후 수입량이 더욱 증가했다. 2015년 한 해에만 200만 톤 이상의 GMO 작물을 수입해 전 세계 최대 수입국이 되었다. 이 수치를 쉽게 환산하면 국민 한 사람이 1년에 약 42kg의 GMO 작물을 섭취하는 셈이다.

영양제
제대로 고르는 법

집집마다 영양제 몇 가지씩은 다 있는데도 아픈 사람은 좀처럼 줄어들지 않는다. 어디어디에 특효라고 홈쇼핑 채널에 소개되어 큰맘 먹고 구매하지만 며칠 먹고 그만인 경우가 많다. 고가 영양제 찾기 전에 기본부터 지켜야 한다. 영양제는 보조 식품이므로 먼저 주식을 잘 챙겨 먹어야 한다. 그리고 부족한 부분을 영양제로 채워야 한다. 물론 특정 병을 치료할 목적으로 먹어야 하는 영양제는 전문의와의 상담이 필요하다. 가끔 미국 식품의약국의 허가를 받은 제품이라는 광고가 나오기도 하는데 미국 식품의약국은 제품의 효능을 인정하는 기관이 아니라 판매 허가를 내주는 곳이다.

어떤 사람들은 음식만 잘 먹으면 영양제는 먹을 필요가 없다고 주장한다. 맞는 얘기다. 단, 전제 조건이 있다. 모든 음식은 유기농이어야 하고 공해, 독성 물질, 전자파, 스트레스가 없는 환경에서 사는 사람은 안 먹어도 된다. 그런 사람이 어디 있냐고? 그러니까 영양제 섭취는 필수라는 얘기다.

영양제를 선택할 때는 우선 생체 이용률을 고려해야 한다. 생체 이용률은 영양제나 음식을 섭취했을 때 함유된 성분이 얼마나 효과적으로 몸에 흡수되어 이용되는지의 비율을 말한다.

일반적으로 화학 물질을 이용해 인공, 합성적으로 대량생산된 제품보다 인공 과정을 거치지 않은 자연식품(채소, 과일, 약초 등)에서 추출한 성분으로 생산된 제품들의 생체 이용률이 뛰어나다.

물론 자연식품으로 만들어진 영양제들은 가격이 약간 비싸지만 건강을 고려한다면 충분한 투자 가치가 있다. 그러나 자연 성분 영양제라도 제조 회사에 따라 약의 효과는 천차만별이다. 영양제 회사들이 우후죽순으로 생기다 보니 엉터리 회사들도 나오게 마련이다.

현재 미국 내에서 시판되는 영양제들의 3분의 1은 성분 함량 미달이거나 효능이 매우 낮은 것으로 알려져 있다. 따라서 영양제를 구입할 때는 반드시 제약 회사 수준의 회사 제품을 선택해야 된다. 일반적으로 두 가지 레벨을 확인할 수 있는데, GMP 또는 USP가 표기되어 있으면 믿을 만하다.

그러나 중요한 것은 생체 이용률이 높은 영양제를 섭취했다 하더라도 섭취한 것을 몸에서 얼마나 잘 흡수할 수 있느냐다. 즉 장의 소화·흡수 기능이 좋아야 한다는 뜻이다. 그렇지 않으면 돈 낭비에 비싼 거름만 생산할 뿐이다.

그다음으로 고려할 것은 약 성분 이외에 첨가되는 것이 무엇인지 확인해야 한다. 예를 들어 전분, 설탕, 인공색소, 향료, 방부제나 알레르기를 일으키기 쉬운 우유, 콩, 밀, 글루텐 성분 등이 함유된 제품은 피해야 한다. 또한 정제를 부드럽게 하고 탄력성을 높이기 위해 사용되는 가소제가 함유된 제품도 좋지 않다.

최근 약의 생산 과정에서 용이한 수송을 위해 윤활제를 사용하면 약효가 떨어진다는 주장도 나왔지만 아직까지는 윤활제 성분 자체도 자연 추출물이라 해를 끼치지 않으며 함유량이 극히 미미해서 약효에 영향을 미치지 않는 것으로 알려져 있다.

영양제는 다양한 형태로 판매되는데 정제와 캡슐이 대표적이다. 정제는 추출물을 가루로 만들어 압축, 성형한 것이고, 캡슐은 추출물을 가루로 만들어 젤라틴 성분의 캡슐에 넣은 것이다.

젤라틴은 환자가 약을 쉽게 삼킬 수 있도록 사용되는데 흔히 동물성 원료로 만들어지고 체내에서 박테리아가 자리 잡는 것을 도와준다. 그 때문에 이를 막기 위해 공정 과정에서 인공적으로 방부제를 넣기도 하고 아예 식물성 원료로 만들기도 하는데 공정비가 비싸다. 또한 캡슐은 정제보다 단면적이 넓어서 같은 양을 섭취하려면 정제보다 더 많은 양을 복용해야 된다. 따라서 영양제를 한 번에 많이 복용하는 것이 불편한 사람들은 정제 타입이 좋다.

기본적으로 품질이 좋은 종합 영양제를 먹고 비타민 D(5000IU), 오메가3 지방산(2~3g), 마그네슘(400mg), 프로바이오틱스를 따로 먹으면 좋다. 특히 대부분의 현대인들에게 부족한 것이 비타민 D다. 한국인을 대상으로 한 연구에서는 가장 부족한 연령대가 20~30대 여성이었다. 이들의 수치는 햇빛 노출이 거의 없는 중동 지역의 여성들보다도 낮았는데, 과다한 자외선 차단제 사용과 다이어트한다고 비타민 D가 풍부한 동물성 식품을 무조건 피했기 때문으로 의심

된다. 비타민 D가 부족하면 특히 암에 걸릴 위험이 매우 높아진다. 피 검사를 통해 30ng/ml 미만이면 반드시 영양제로 보충해야 된다. 비타민 D가 부족한 인생은 D학점 인생이다. 마그네슘은 설사를 일으킬 수 있기 때문에 처음에는 적게 섭취하면서 점차 늘려가는 것이 좋다.

요즘 들어 많은 주목을 받는 영양소가 카레 음식에 들어가는 강황의 커큐민이다. 항암, 항염, 항균, 항노화 등의 작용이 크다는 연구들을 보면 거의 만병통치약에 가깝다. 단, 조미료가 많이 들어 있는 한국식 카레는 조심해야 한다. 영양제를 선택할 때는 검은 고추 추출물이 함유된 제품이 좋다.

최근 영양제를 섭취하면서 사망률이 증가했다는 연구가 내과 학술지에 실려 많은 사람들이 혼란스러워한다. 이 연구는 사람들의 질문서의 답변에 근거한 것인데 문제는 영양제를 한 가지만 복용했는지 종합 비타민을 복용했는지, 얼마나 섭취했는지, 허브나 자연 추출물 섭취 여부 등이 구분되지 않았다는 것이다. 이런 엉터리 연구를 진행한 연구자나 이를 보도하는 매체들을 보면 정말 한심스럽다. 양질의 영양제를 전문가의 지시대로 섭취하면 분명 건강에 도움이 된다.

특히 비타민 C나 비타민 E는 성분표를 꼭 확인하고 좋은 제품을 구입해야 한다. 비타민 C가 건강에 미치는 중요성이 알려지면서 1933년 스위스의 화학자에 의해 인공으로 비타민 C가 합성된 이후 제약 회사 라로슈가 비타민 C를 대량생산하면서 인공 가공 비타민

산업이 시작되었다. 인공 비타민 C는 옥수수 전분, 옥수수당을 화학 처리하여 생산한다. 인공적인 방법으로 대량생산이 가능해졌고, 일반 종합 비타민제부터 각종 가공식품, 청량음료, 과일 주스에까지 첨가되는데 진짜 비타민 C가 아니라 비타민 C의 한 부분인 아스코르빈산이 들어간다.

원래 비타민 C는 한 가지 성분이 아닌 복합체다. 예를 들어 야구 팀이 여러 포지션을 맡은 선수들로 이루어진 것처럼 비타민 C 역시 아스코르빈산, 플라보이드, 타이로신 효소, P-요소, K-요소, J-요소, 미네랄 조효소 등으로 이루어져 있다. 자연식품에는 비타민 C가 이처럼 복합체 형태로 들어 있고 아스코르빈산만 존재하지 않는다.

간혹 비타민이 특정 병에 도움이 되지 않는다는 임상 사례가 발표된다. 이런 결과는 대부분 자연적으로 존재하는 비타민 C를 사용하지 않고 비타민 C 복합체의 한 부분인 인공 아스코르빈산을 사용한 경우다. 아스코르빈산은 산성이기 때문에 과도한 양을 한 번에 섭취하면 체액이 산성으로 기울거나 설사 등의 부작용이 생길 수 있다. 노벨상 수상자인 얼베르트 센트죄르지 박사는 비타민 C 부족으로 인한 괴혈병은 인공 비타민인 아스코르빈산으로 치료할 수 없다는 것을 발견했다.

상식적으로 비타민 C가 감기 치료에 좋은 것으로 알려져 있는데, 어떤 사람은 효과를 보고 어떤 사람은 전혀 효과를 보지 못한 경우가 있다. 효과를 본 경우에는 섭취한 사람의 몸에 비타민 C 복합체의 다른 성분은 충분한데 아스코르빈산만 모자랐던 경우이고, 효과를 전혀 보지 못한 경우는 비타민 C 복합체 전체가 부족했거나 아스코르빈산 이외에 다른 부분이 부족했던 경우다.

비타민 E도 비타민 C처럼 단일 성분이 아닌 복합체로서 자연적으로는 알파-, 베타-, 감마-, 델타-토코페롤, 젠틴, 셀레늄, 리포시톨 등 여러 성분으로 구성되어 있다. 그러나 시중에서 파는 일반 종합 영양제에는 사진기 필름을 생산하는 과정에서 나오는 부산물로 가공된 알파토코페롤 한 가지 성분만 담겨 있어 실제로 천연 비타민 E의 역할을 하지 못한다.

종합 영양제뿐만 아니라 이 책에서 소개하는 각종 영양소나 약초 추출물은 일반 건강식품점이나 약국에서도 구입할 수 있지만 워낙 회사도 많고 시중에는 품질이 떨어지는 종류들도 많으므로 구입할 때는 주의를 기울여야 한다. 가능한 한 기능의학 병원이나 다음 웹사이트(https://smartstore.naver.com/drcho)에서 구입하기를 추천한다.

모든 질병은 반드시 영양소 결핍과 관련이 있다. 영양학을 모르고 환자를 보는 의사는 청진기를 귀에 꽂지 않고 환자의 숨소리를 듣는 꼴이다. 그냥 여러 음식만 골고루 먹으면 그냥 여러 병에 골고루 걸린다. 좋은 음식만 찾아 먹어도 죽을 둥 살 둥 한다.

제5장 • 닥터 오의 건강 수업

기능의학은
미래 의학이다

　　이 책에서 자주 언급되는 기능의학에 대해 간단히 알아본다. 예전에 등한시하던 대체의학이라 불리는 한방, 침술, 카이로프랙틱, 영양학 등의 분야에서 성공적인 임상 결과들이 쏟아져 나오고 그 이론들이 과학적 사실로 밝혀지면서 이제는 약물과 수술에만 의존하기보다 포괄적인 치료를 통한 건강 회복과 질병 예방의 새로운 의학 패러다임이 열려가고 있다. 한국에도 이미 기능의학협회가 발족하여 활발한 세미나와 연구 활동을 벌이고 있다.

　　기능의학은 생화학자인 제프 블랜드 박사가 처음 명명한 것으로, 기존 의학의 단점을 보완하면서 대체의학의 치료를 접목시킨 새로운 의학 분야다. 다음은 기능의학의 몇 가지 특징이다.

　　첫 번째는 환자의 생화학적 개인차를 중시한다. 같은 감기 환자라도 개인에 따라 그 원인과 치료 방법이 다를 수 있다. 천편일률적인 약물이나 수술 요법의 한계를 넘어 맞춤 의학을 목표로 한다.

　　두 번째는 인체 내 기관(신경, 근골격, 순환, 소화, 면역, 내분비, 해독, 배설 등등)의 상호 관계를 중시한다. 인체는 여러 기관이 합쳐진 단순한 기계적 구조물이 아니라 상호 보완 관계를 지닌 복잡한 유기체이기 때문이다. 우리의 인체는 부품을 바꾸는 시계가 아니라 공들여 가꾸는 정원이다.

세 번째는 인체를 이루는 구조적, 정신적, 생화학적인 요소를 다양한 방법으로 검사함으로써 전인 치료를 지향한다. 세계보건기구에서 2000년에 발표한 건강에 대한 정의를 보면, 건강이란 단순히 질병이나 증상이 없는 것만을 의미하지 않고 정신적·육체적·사회적인 면이 상호 균형을 이루는 최적의 상태라고 되어 있다. 기존 의학에서는 다양한 검사를 통해 질병의 유무를 찾아내지만 기능의학은 질병의 유무 상태보다 기능 상태를 우선시한다. 그래서 여러 가지 증상에 시달리지만 기존의 검사에서 정상으로 나온 경우 기능의학 검사를 통해 기능이 떨어진 원인을 찾아낼 수 있고 나중에 자연 치료법의 결과를 확인할 수도 있다.

네 번째는 음식, 영양, 수면, 운동, 스트레스 관리 등 생활 습관을 돌아봄으로써 환자 스스로 건강의 주체가 되어 병을 예방하거나 치유하도록 돕는다. 기능의학은 질병 치료의 해결 방법뿐만 아니라 건강의 길잡이 역할을 지향한다.

고혈압은 증상일 뿐
원인이 아니다

　　최근 미국심장협회에서는 고혈압 기준치를 130/80으로 새로 정한다는 가이드라인을 발표했다. 그럴 경우 미국 성인 거의 절반이 하루아침에 고혈압 환자가 되는 셈이다. 아니, 이런 뉴스 접하고 혈압이 정상인 사람들이 열 받아서 혈압 오르면 모두 다 고혈압 환자가 될 수도 있다. 만약 의사들이 이 가이드라인을 따르지 않고 환자를 보면 의료 과실에 해당된다.

　고혈압과 관련된 잘못된 상식 중 하나가 고혈압이 심장마비나 중풍의 원인이라는 것인데, 전혀 사실이 아니다. 제일 큰 원인은 동맥경화이고, 그 결과로 고혈압이나 심장마비나 중풍이 나타난다. 그래서 약으로 혈압을 낮춰도 심혈관 질환을 예방하지 못한다. 고혈압은 증상일 뿐 원인이 아니다.

　현대 의학에서는 120/80이 정상 혈압 수치라고 주장하지만 이 수치는 20대 젊은이들에게 해당된다. 혈압은 나이 들면 자연히 올라가는 게 정상이다. 나이 들수록 혈관의 탄력성이 줄어들고 동맥경화도 조금씩 생긴다. 그래서 높은 압력을 유지해야 피가 몸 안 구석구석까지 돌 수 있다. 수치로 건강 기준을 정하는 것이야말로 현대 의학의 수치다.

자연의학에서 정상 혈압 수치를 알아보는 계산법이 있다. 수축기 혈압 수치는 110에 자기 나이의 반을 더하면 된다. 즉 50세면 135, 60세면 140, 70세면 145 정도를 정상으로 본다. 위혈압(수축기) 수치와 아래혈압(이완기) 수치 비율은 11:7이면 적당하다. 따라서 두 수치의 차이가 클수록 심혈관 질환에 걸릴 위험이 높아진다.

원인을 모르는 본태성 고혈압이 전체의 90%를 차지한다. 대부분 고혈압의 증상은 없다. 당뇨, 비만, 운동 부족, 정제염 소금 섭취, 술, 담배, 수분 부족, 스트레스, 약물 등이 위험 요인이다. 현대 의학에서는 물과 소금을 체외로 배출시켜 혈압을 낮추는 이뇨제, 혈관을 이완시키는 효소억제제, 심장이나 혈관을 수축시키는 칼슘을 차단하는 칼슘차단제, 심장의 부담을 덜어주는 베타차단제, 혈관을 수축시키는 노르에피네프린을 차단하는 알파차단제 등을 처방하는데 대표적인 부작용으로는 현기증, 피곤증, 근육통, 발진, 혈당 상승, 두통, 부종, 심계항진, 불면증, 발기부전, 관절통 등이다.

그러므로 무조건 약을 먹기보다는 생활 습관에서 위험 요인을 하나씩 해결하고 고혈압에 도움이 되는 영양소인 호손베리, 오메가3 지방산, 마그네슘 등을 섭취하는 것이 좋다.

혈당 조절이
대사 증후군 해결의 핵심이다

           대사 증후군은 1988년에 미국 스탠퍼드 대학의 제럴드 리븐 박사가 '신드롬 엑스'라는 용어를 처음 쓰면서 알려지기 시작했다. 대사 증후군이란 한마디로 섭취한 음식이 에너지원으로 쓰이지 못하고 지방으로 과다하게 쌓이는 과정에서 비만, 당뇨, 고지혈증, 고콜레스테롤 등이 나타나는 상태를 말한다. 일반적인 특징은 다음과 같다. ① 고혈압: 130mm/85mmHg 이상의 혈압, ② 복부 비만: 허리둘레가 남자 90cm, 여자 85cm 이상, ③ 낮은 HDL 콜레스테롤: 남자 40mg/dl, 여자 30mg/dl 이하, ④ 높은 중성지방: 150 mg/dl 이상, ⑤ 높은 혈당: 공복 혈당이 100mg/dl 이상으로 이 중 세 가지를 넘으면 대사 증후군에 속한다고 볼 수 있다.

  대사 증후군에 걸릴 수 있는 위험 요소들로는 나이, 인종(백인보다 동양인이나 흑인), 체지방, 복부 비만, 당뇨병 가족력, 고혈압이나 심혈관 질환, 스트레스, 운동 부족 등인데 가장 위험한 요소는 곡물 위주의 식단과 설탕이 들어간 음식 섭취다.

  대사 증후군과 관련 깊은 호르몬이 바로 인슐린이다. 인슐린은 혈관 안에 떠다니는 포도당을 세포로 운반하는 화물차 역할을 하는데, 인슐린에 실린 포도당이 세포에 도착하면 세포벽의 문이 열리고 포도당만 들어간다. 인슐린은 어떤 음식을 먹든 분비되지만 지방이 적고 탄수화물이 많은 흰밥, 흰 밀가루, 파스타, 국수, 감자, 옥수수 등을 먹었을 때 가장 많이 분비된다.

문제는 이런 고탄수화물 음식을 자주, 많이 섭취하면 인슐린이 포도당을 싣고 와도 세포가 반응하지 않는 상황이 되는데 이를 '인슐린 저항성'이라고 한다. 그렇게 되면 세포 안으로 들어가지 못한 포도당 일부는 지방으로 축적되고 일부는 혈관을 떠돌아다니다가 염증을 일으킨다. 당뇨에 걸려 실명하거나, 피부에 궤양이 생기거나, 동맥경화가 일어나는 이유다. 만약 복부 비만이라면 이미 인슐린 저항성이 진행되고 있다는 얘기다.

반대로 세포 내에는 포도당이 들어오지 않아 모자란 상태가 되어 인슐린을 더 분비하도록 요청하면서 세포 기능에 이상이 생기기 시작한다. 췌장에서는 이미 충분한 인슐린을 분비했는데도 계속 인슐린을 분비하게 되고 이 상황이 악화되면 나중에 췌장에서 더는 인슐린을 분비하지 못하고 포기하면서 당뇨로 발전한다.

인슐린은 이런 대사 질환뿐만 아니라 우울증, 피부 처짐, 여드름, 생리불순, 만성 피로, 성욕 감퇴, 불임, 자궁근종 등의 원인이 되기도 한다.

병원 검사 결과, 당뇨나 대사 증후군에 아직 걸리지 않았다고 판명되어도 곡물 위주의 고탄수화물과 설탕을 계속 섭취하면 나중에 걸릴 위험성이 높기 때문에 예방하는 것이 중요한데 그중 혈당 관리가 첫 단계다. 혈당은 식후에는 조금 올라가지만 언제나 일정 수준으로 유지되어야 정상이다. 배가 고플 때 식사하고 나타나는 세 가지 경우를 통해 자신의 혈당이 잘 조절되는지 알아볼 수 있다.

첫 번째는 식후에 에너지가 넘치는 경우다. 이 경우는 공복에 혈당이 너무 낮았을 가능성이 높다. 심하면 손떨림증이나 현기증이 일어나기도 한다. 공복에 혈당이 낮은 이유는 그전 식사에서 혈당으로 빨리 분해되는 음식을 먹었을 가능성이 높다.

두 번째는 식후에 졸음이 오거나 피곤함을 느끼는 경우다. 이 경우 역시 혈당으로 빨리 분해되는 탄수화물을 너무 많이 먹었을 가능성이 높다. 대표적인 음식이 밥, 빵, 면, 떡, 전, 설탕이 많이 들어 있는 음료수나 과자 등이다.

세 번째는 식후에 적당한 포만감을 느끼고 이어지는 활동에 별 지장이 없는 경우다. 식전이나 식후에 혈당이 안정적으로 유지되었을 가능성이 높다.

비록 일반 혈액 검사에서 정상으로 나왔다고 해도 처음 두 경우에 해당되면 반드시 식단을 점검해야 한다. 경우에 따라 첫 번째 증상과 두 번째 증상이 번갈아 나타나기도 하는데 결국 혈당이 제대로 조절되지 않는다는 뜻이다. 혈당을 천천히 올리는 가장 효과적인 방법은 고탄수화물을 줄이고 좋은 지방을 적당히 먹는 것이다.

대사 증후군은 하루아침에 걸리지 않고 서서히 진행되는 만성 질환이므로 얼마든지 예방이 가능할뿐더러 현재 대사 증후군과 관련된 병을 앓고 있다 해도 철저한 식이요법과 운동, 스트레스 관리로 치유할 수 있다. 이런 생활 습관을 고치지 않고 당뇨 약이나 콜레스테롤 약을 먹어서 수치가 정상 범위 안에 든다고 안심하면 안 된다. 약은 이미 망가진 혈관이나 조직을 회복시키지 못하고, 또 약의 부작용으로 몸은 점점 나빠진다는 사실을 명심해야 한다.

콜레스테롤은
적이 아니다

　　고혈압의 원인인 동맥경화는 염증성 질환이다. 온몸에 산소와 영양소를 공급하는 혈액이 지나가는 동맥 내벽이 딱딱해지거나 플라크(plaque)가 쌓이고 좁아지면서 막히는 병이다. 특히 심장, 뇌, 신장에 잘 생기고 혈관이 갈라지는 부위에도 잘 생긴다. 동맥경화는 혈관 벽에 상처가 나서 염증이 생기고 면역세포와 콜레스테롤이 상처 자리에 쌓이면서 동맥이 좁아지고 탄력성이 떨어지는 병이다.

　　현대 의학에선 콜레스테롤이 혈관에 쌓여 동맥경화를 일으킨다고 주장하며 찌꺼기가 쌓인, 막힌 파이프 그림을 예로 든다. 그러고는 콜레스테롤을 무조건 낮춰야 할 적으로 간주하고 자꾸 정상 수치 기준을 낮춰 더 많은 환자들을 양산해낸다. 하지만 콜레스테롤이 괜히 잘 돌아다니다가 혈관에 그냥 쌓이는 것이 아니다. 기름과 물이 잘 섞이지 않는 것처럼 혈액과 콜레스테롤도 자연적으로 섞이지 않는다. 혈관 벽에 먼저 상처가 나면 그 상처를 메꾸는 반창고 같은 역할을 하느라 그 자리에 콜레스테롤과 면역세포가 쌓이는 것이다.

착한 콜레스테롤로 알려진 HDL은 세포에서 간으로, 나쁜 콜레스테롤로 알려진 LDL은 간에서 세포로 가는데 서로 다른 역할을 할 뿐이다. 콜레스테롤은 안정감 있는 견고한 세포막을 만들고, 각종 호르몬과 비타민 D와 담즙을 만드는 재료이며, 뇌와 신경 조직 발달에 중요한 역할을 한다. 그 때문에 간에서 80%나 만들고 20%만 음식을 통해 흡수된다. 콜레스테롤이 가장 많이 함유된 것이 바로 모유다. 자연은 항상 옳다.

염증을 일으키는 원인은 스트레스, 설탕이 들어간 음식, 오메가6 지방산, 트랜스지방, 호모시스테인, 칼슘, 산화된 콜레스테롤, 독성 물질, 약 등이다. 특히 포도당과 아미노산이 결합한 복합체는 혈관벽에 상처를 일으키는 대표적인 염증 인자다.

오히려 콜레스테롤 약을 함부로 섭취하면 암, 심장병, 중풍, 근육통 등의 부작용에 시달릴 수 있다. 예를 들어 콜레스테롤 저하제로 많이 쓰이는 스타틴 계열의 약물은 간에서 콜레스테롤을 합성하는 데 필요한 HMG-CoA라는 환원 효소를 억제한다. 그리고 이 과정에서 코엔자임Q10이란 영양소가 파괴된다. 코엔자임Q10은 심장에서 에너지를 만들고 항산화 역할을 하며 혈당 조절에도 필요한 영양소다. 이 때문에 스타틴 계열의 약을 복용하면 근육통, 피로, 당뇨, 신경통 등의 부작용이 생긴다. 또한 스타틴 계열의 약은 성호르몬, 비타민 D, 코르티솔 등을 합성하는 대사를 방해하여 성 기능이나 면역력 저하 등의 부작용을 일으킨다.

콜레스테롤 약물이 아무 부작용 없고 안전하다 해도 100명의 고콜레스테롤 환자 중 약을 섭취해야 하는 경우는 1% 정도에 지나지 않는데, 이들은 유전적으로 고콜레스테롤에 걸릴 위험이 높은 극소수의 환자들이다. 나머지 99%의 사람들은 자연치료로 얼마든지 고콜레스테롤을 치료할 수 있다. 이 잡자고 초가삼간 태우는 꼴이다. 약은 증상 억제를 연명할 뿐이다. 그 과정에서 부작용이 생긴다. 연명이 염병으로 읽히는 이유다.

부작용이 많은 약으로 무조건 수치를 내리기보다 생활 습관을 되돌아보고 운동하면 동맥경화는 얼마든지 예방하거나 되돌릴 수 있다. 동맥경화에 좋은 대표적인 영양소로는 비타민 B군, 마늘, 석류, L-아르기닌, 강황, 참깨 등이 있다.

속이 쓰린
진짜 이유

　　우리 몸은 자연적으로 소화에 필요한 적당량의 위산을 생산한다. 흔히 속이 쓰린 증상을 겪으면 위산과다로 알지만 실제로 위산과다증은 없다. 우리 몸은 위장에 있는 음식물을 소화시키기에 충분한 양만 만들어낸다. 속 쓰림 증상의 원인은 크게 세 가지다.

　　첫째, 위산 분비의 부족이다.

　　흔히 속 쓰림이나 위산이 역류하는 증상을 치료하기 위해 무조건 위산억제제를 섭취하는 경우가 많다. 그러나 실제로 이런 증상이 나타나는 대부분의 원인은 위산 부족 때문이다. 우리 몸은 나이 들수록 위산 분비가 줄어든다. 그 결과 위장 내의 음식물이 소화가 덜 된 상태로 남으면서 부패하기 쉽고 산성 물질을 만든다. 이 산성 물질 때문에 속 쓰림 증상이나 소화 장애가 생긴다.

　　위산억제제를 섭취하면 위장이 알칼리성 환경으로 바뀌면서 강한 산성 조건에서 살균되어야 할 기생충을 비롯해 각종 세균들이 생존하게 되고 소화되지 못한 음식물들은 결국 이 세균들의 에너지원이 된다. 특히 칼슘, 마그네슘, 아연 등의 미네랄을 흡수하지 못하는 문제가 생긴다. 왜냐하면 이런 미네랄들은 강한 산성 조건에서만 흡수되기 때문이다.

위산 부족은 펩신이나 비테인 염산을 영양제로 섭취하면 된다. 또한 위산 분비를 촉진시키는 비타민 B, 마그네슘, 아연도 좋다. 소화효소를 함께 섭취하면 펩신이 소화 효소를 분해하기 때문에 식전에 소화 효소를 먼저 섭취하고 식후에 펩신을 섭취하는 것이 효과적이다. 또는 식후에 레몬즙을 물에 타 마시거나 생강차를 마시는 것도 위산 분비에 도움이 된다.

위산 부족 여부를 쉽게 알 수 있는 자가진단법이 있다. 식사 전후에 속 쓰림이 있을 때 식초를 물에 엷게 타서 마신 뒤 증상이 어떤지를 본다. 만약 증상이 호전되면 위산 부족을 의심할 수 있고, 증상이 악화되면 두 번째 원인인 위산 내벽이 약하다는 것을 의미한다.

두 번째 원인은 위장 내벽이 약한 경우다.

인체는 끊임없이 새로운 세포를 생성하고 오래된 세포들은 소멸하는 과정을 반복한다. 우리 몸의 약 90%는 1년마다 새로운 세포로 형성된다. 그런데 이런 과정이 가장 활발하고 빠르게 일어나는 세포 중 하나가 바로 위산 내벽 세포다. 그런데 위산 내벽을 이루는 오래된 세포가 소멸되었을 때 그 자리를 새로운 세포가 바로 채우지 못하면 내벽이 약해지고 정상적으로 분비된 위산이 그 부위에 닿으면 속 쓰림 증상이 나타난다. 이럴 땐 위벽을 보호하는 알로에, 감초, 양배추에 풍부한 비타민 U나 비타민 A, D, 슬리퍼리 엘름, 오크라, 칼슘, 마그네슘, L-글루타민 등을 섭취하면 좋다.

세 번째 원인은 구조적인 문제다.

건강한 상태라면 위산이 식도로 역류하지 못하도록 괄약근이 닫혀 있어야 한다. 그런데 괄약근을 느슨하게 하는 음식(카페인, 맵거나 짠 음식 등)을 자주 섭취하거나 구조적으로 한쪽 횡격막이 약하면 위산 역류 현상이 발생한다.

구조적인 문제는 횡격막과 연결되어 있는 요근을 강화시키는 운동이 필요하고, 괄약근이 느슨해지면서 위가 식도 쪽으로 빠져나가는 탈장인 경우 손으로 잡아 내리는 물리 치료를 해야 한다. 이때는 환자 스스로 할 수도 있지만 전문 시술자에게 받는 것이 좋다.

이처럼 다양한 원인을 찾아 치료하지 않고 속 쓰림 증상을 무조건 위산과다증으로 보고 위산억제제를 섭취하면 일시적으로는 증상이 호전되지만 장기적으로 볼 때 더 많은 문제를 일으킨다.

갑상선 질환의
진짜 원인을 찾아라

　　주변에 갑상선 기능 저하증에 걸린 여성이 꽤
있다. 일반 검사로는 잘 나타나지 않고 증상만으로 자가진단을 한
뒤 각종 영양제를 섭취하기도 하는데 낫지 않는 경우가 많다. 갑상
선은 온몸의 신진대사를 조절하는 호르몬 기관이다. 그래서 갑상선
호르몬이 모자라면 몸의 모든 기능이 다 떨어진다.

　대표적인 증상은 피곤증, 체중 증가, 피부 건조, 건망증, 근육통,
집중력 저하, 우울증, 변비, 손발 차가움, 추위에 민감함, 잦은 감기,
발뒤꿈치 각질, 목소리가 잘 쉼, 탈모, 부종, 소화불량 등이다. 아마
여성 독자 중 상당수가 약간의 차이는 있지만 이런 증상들을 겪을
것이다.

　현대 의학에서는 혈액으로 TSH, T4, T3 수치를 측정한다. 뇌 안
쪽의 시상하부에서 혈중 갑상선 호르몬 수치가 떨어지는 것을 감지
하면 TRH 호르몬으로 뇌하수체에 지시를 내리고 뇌하수체는 TSH
호르몬으로 갑상선에 지시를 내려 T3, T4를 만들게 하는데 우리 몸
은 T3를 주로 쓰고 T4는 간이나 장에서 T3로 바뀌어 사용된다. 즉

갑상선 수치가 적다고 무조건 약을 먹을 게 아니라 뇌, 갑상선, 간이나 장 중에서 어디에 문제가 있는지를 찾아야 한다.

혈액 검사 외에 아침에 눈을 뜨자마자 움직이지 않고 체온을 재서 36.4도 이하로 계속 나오는지 확인하는 자가진단법도 있다.

갑상선 기능 저하증의 원인은 크게 네 가지다.

첫 번째는 뇌에서 제대로 지시를 내렸는데 갑상선이 호르몬을 만들지 못하는 경우로, TSH 수치는 높고 T3, T4 수치는 낮은 경우다. 하시모토병이라고 불리며, 대표적인 자가면역 질환 중 하나다. 즉 자신의 면역세포가 갑상선을 공격한 결과인데, 그 원인은 밀가루 음식에 들어 있는 글루텐이다. 글루텐이 함유된 음식을 먹으면 면역세포가 갑상선을 글루텐으로 오인해 공격하는 것이다. 자가면역 질환인지 확인하려면 혈액 검사로 TPO라는 갑상선을 공격하는 항체가 있는지를 보면 된다. 갑상선 항체가 있는데 타이로신이나 요오드를 영양제로 섭취하면 항체 활동이 더 심해질 수 있으므로 조심해야한다. 갑상선을 공격하는 항체가 있는 것으로 나오면 일단 글루텐이 함유된 모든 음식을 끊어야 한다.

두 번째는 뇌하수체나 시상하부의 기능이 떨어진 경우로, TSH 수치가 낮고 T3, T4 수치는 정상인 경우다. 가장 큰 원인은 만성 스트레스다. 이때는 스트레스 관리를 잘하고, 소나 돼지의 뇌하수체나 시상하부 추출물을 영양제로 섭취해도 좋다.

세 번째는 활동성이 없는 T4가 활동성이 있는 T3로 바뀌지 못하는 경우다. 이 전환 과정은 간이나 장에서 이루어진다. T4에서 T3로 바뀌지 못하는 이유는 전환 과정에서 필요한 효소가 독성 물질, 중금속 등으로 방해를 받거나 전환 과정에 필요한 셀레늄이 부족한 경우다. 또 다른 원인으로는 단백질 부족, 과도한 탄수화물 섭취, 스트레스, 만성 질환, 간과 신장의 기능 저하 등이 있다.

네 번째는 다른 호르몬과의 균형이 깨진 경우다. 대표적인 예로 에스트로겐, 테스토스테론, 코르티솔이 많으면 갑상선 기능이 떨어진다.

그러므로 갑상선 기능 저하증을 치료할 때는 갑상선에 도움이 되는 영양제만 무조건 섭취할 것이 아니라 이런 여러 가지 원인을 찾아 적절한 치료를 해야 한다.

갑상선 기능 항진증은 항체가 갑상선을 자극해 호르몬을 더 많이 만들게 하는 병으로 갑상선 기능 저하증처럼 자가면역 질환이다. 70%는 유전적 요인으로 알려져 있는데 아무리 유전적 요소를 가지고 있다 해도 후천적으로 건강한 식습관과 생활 환경을 바꾸면 얼마든지 예방할 수 있다.

갑상선 기능 저하증을 치료하려면 먼저 요오드의 활동을 억제하는 음식물(양배추, 겨자, 대두, 땅콩)을 날것으로 과다 섭취하지 않아야 한다. 갑상선 호르몬의 재료인 타이로신은 일반 단백질 식품에서 얻을 수 있고, 요오드는 해조류와 해산물 등에 풍부하다.

갑상선 호르몬의 생성을 촉진하는 비타민 B_2, B_3, B_6, C 등과 T4가 활동성 높은 T3로 전환되는 데 필요한 아연(25mg), 구리(5mg), 셀레늄(200μg) 등을 섭취한다. 경우에 따라 소에서 추출한 갑상선 영양제를 섭취해도 좋다.

영양 섭취와 더불어 자신에게 맞는 운동을 통해 몸 전체의 신진대
사율을 올려 갑상선 기능을 높이는 것도 도움이 된다. 하지만 지나
친 운동은 오히려 역효과를 내기 때문에 주의한다.

현대 의학이 놓치고 있는
부신 기능 저하증

우리 몸에는 스트레스와 관련된 호르몬을 만들어내는 부신이 두 개의 신장 위쪽에 있다. 부신이 만들어내는 호르몬 중에 스트레스 호르몬이라 불리는 코르티솔이 있는데 염증을 억제하고 체지방의 연소를 증가시키며 몸 안의 단백질이 잘 쓰일 수 있도록 돕는 기능을 한다. 따라서 정확하게는 스트레스 대처 호르몬이라고 불러야 한다.

스트레스는 1920~1930년대에 활동했던 한스 셀리에 박사에 의해 학문적 근거가 마련되었는데, 기능의학에서는 부신 스트레스 증후군으로 여기지만 현대 의학에서는 잘 받아들여지지 않는다.

스트레스는 크게 세 종류가 있다.

첫 번째는 화학적 스트레스로 공해, 소음, 고온, 한파, 중금속, 화학 물질, 식품 첨가물, 영양소 부족, 염증, 산소 부족, 저혈당 등이 있다.

두 번째는 정신적 스트레스로 심각한 트라우마나 나쁜 경험, 불안, 자신감 결여, 힘든 인간관계, 돈, 직업, 과로 등이 있다.

세 번째는 신체적 스트레스로 통증, 사고, 수면 부족, 과도한 운동이나 육체 활동 등이다.

그런데 인체는 스트레스의 원인이 무엇이든 간에 생리적으로 똑같이 반응한다. 즉 사고로 허리를 다쳐 통증을 느끼든, 신용카드 빚이 많아 고민하든, 밤새워 노느라 피곤하든 모두 동일한 스트레스로 인식하고 몸에서 반응한다

우리 몸에 스트레스가 생기면 일반적으로 세 단계를 거친다.

첫 번째 단계는 스트레스에 대처하는 호르몬을 생성한다. 감당할 수 있는 미미한 증상들이 일어나고, 대부분 몸이 정상적인 상태로 돌아간다. 기능의학 검사에선 코르티솔, DHEA 호르몬이 모두 높게 나온다.

두 번째 단계는 생성된 호르몬의 기능을 넘어선 스트레스가 지속되는 경우로, 대부분의 환자들이 여기에 속한다. 부신이 더 많은 양의 호르몬을 생산해내기 위해 비대해진다. 과다하게 분비되는 코르티솔은 염증을 일으키고 신경은 날카로워지며 소화불량, 불면증, 만성 피로, 체지방 축적 등의 심한 증상이 나타난다. 검사에서 코르티솔은 높고 DHEA는 낮게 나온다. 건강한 상태라면 코르티솔과 DHEA가 적당한 비율을 유지하며 분비되는데 극심한 스트레스에 오래 시달리면 코르티솔 분비만 높아지고 상대적으로 DHEA 생성은 줄어든다. 그렇게 되면 DHEA가 여러 단계에 걸쳐 생성해야 하는 남성 호르몬인 테스토스테론과 여성 호르몬인 에스트로겐이 생성되지 않아 많은 문제를 일으킨다.

마지막 단계는 스트레스와의 전쟁에서 패한 상태다. 환자들은 극도로 피곤하고, 정신적·육체적으로 심한 증상들을 겪으며, 일상생활을 못하게 된다. 심하면 애디슨병으로 진단한다. 검사에서는 코르티솔, DHEA 둘 다 낮게 나온다.

부신 기능이 떨어질 때 나타나는 대표적인 증상은 만성 피로(특히 오후 시간), 앉았다 일어날 때 어지러움, 빛에 시각이 예민해짐, 천식이나 잦은 알레르기, 근육통, 저혈당 증세, 신경쇠약, 불면증, 성욕 저하, 환절기 증상, 짠맛에 대한 욕구 등이다.

기능의학에서는 환자가 누워 있다 갑자기 일어설 때 혈압을 재는 방법을 쓴다. 정상적인 상태에서는 혈압이 4~10 정도 올라가야 하는데 부신 기능이 떨어져 있으면 혈압이 올라가지 않거나 오히려 떨어진다. 또 빛을 비추었을 때 동공이 적당히 수축되지 않거나 12번째 갈비뼈 부근에 통증이 있고 무릎과 관련된 근육들이 약한 경우도 있다.

특히 임신부가 임신 후기에 갑자기 컨디션이 좋게 느껴질 때가 있다. 이는 태아의 부신 기능을 빌려와 쓰기 때문인데, 아기는 선천적으로 부신이 약한 상태로 태어나 천식이나 알레르기에 시달리게 된다. 또 태아가 가지고 있는 에너지 공장이라 불리는 미토콘드리아는 100% 엄마로부터 유전자를 받기 때문에 엄마가 평소 피곤증에 시달리고 약한 미토콘드리아 유전자를 가지고 있다면 아기는 선천적으로 에너지 대사 기능이 약할 가능성이 높다.

스트레스를 다스리는 몇 가지 생활 습관이 있다. 모두 실천 가능하고, 꾸준히 하면 큰 도움이 된다.

우선 정제 설탕이 많이 함유된 음식이나 고탄수화물 음식(빵, 파스타, 시리얼, 국수, 흰쌀, 각종 디저트, 사탕, 청량음료, 과일 주스), 카페인 섭취를 피한다. 몸에 좋은 지방(올리브유, 생선 기름, 견과류)과 자연식품(신선한 채소, 과일, 정제하지 않은 곡류 등)을 자주 섭취한다. 근육 치료, 마사지, 사우나 등으로 육체적 긴장을 푼다. 조용하고 편안한 음악을 들으며 휴식을 취한다. 생수를 충분히 마신다. 명상, 묵상, 기도 등의 정신적 수양을 한다. 평소에 자주 웃을 수 있는 활동(코미디물 시청, 단체 운동 등)을 한다.

자주 산책하는 것도 도움이 된다. 창의력이 뛰어난 세계적 위인들의 하루 일과를 보면 식사량, 수면량, 작업량 등이 천차만별인데 공통점은 산책하는 시간을 꼭 가졌다고 한다. 산책을 하면 부교감신경이 활성화되어 스트레스 해소에 좋고 창의력과 영감이 발달한다.

점점 늘어나는
유방암 예방법

　　　　　　유방암 환자가 점점 늘어나는 데다 발병 연령
대도 낮아지고 있다. 폐암 다음으로 사망률이 높고 미국에서는 8명
당 1명이 걸린다. 발병 위험을 높이는 요인으로는 스트레스, 비만,
폐경기 전인 40대 나이, 선진국 환경, 초경을 일찍 하거나 임신 경험
이 없는 경우, 대사 질환, 갑상선 기능 저하증, 난소 적출술, 방사선,
피임약, 호르몬 대체 치료제, 트랜스지방이나 지나친 오메가6 지방
섭취, 음주 등이 있다.

　앤젤리나 졸리가 몇 년 전에 양쪽 유방 제거술을 받고 또 양쪽 난
소, 나팔관 제거술을 받았다. 암 억제 유전자 돌연변이를 가지고 있
어 암에 걸릴 위험이 높다는 이유에서였다. 또 엄마를 비롯해 암 가
족력도 큰 이유였다. 물론 유전인자나 가족력이 없는 여성에 비해
암 발생 위험이 높은 것은 사실이지만 이런 식으로 자꾸 제거술을
받는 것은 오버킬(오버보다 더 센 미국식 표현)이라는 생각이다. 무좀
걸린다고 손발톱을 뽑을 수는 없잖은가? 우리 인체에 필요하지 않
은 부분은 하나도 없다. 병의 유전인자가 있어도 생활 습관 개선과

스트레스 관리로 얼마든지 예방할 수 있다.

병을 일으킬 수 있는 특정 유전자가 있어도 발현되지 않도록 건강을 지키는 것이 중요하다. 우리 몸을 총으로 비유하면 유전자는 총알이고, 생활 습관은 방아쇠라 할 수 있다. 아무리 총알이 장전되어 있어도 방아쇠를 당기지 않으면 발사되지 않고 제자리에 있는 이치다. 그녀의 용감한(!) 결정에 박수 치는 의사들과 그녀를 지지하는 여성들의 밝은 표정 반대편에 같은 유전자를 가지고 있어 갈림길에 서 있는 많은 여성들의 어두운 표정이 교차되는 현실이 씁쓸하다.

진정한 미래의 의학은 유전자 맞춤 의학이 아니라 생활의학이다.

여성 4500명을 대상으로 브래지어 착용 시간이 유방암 발병률에 미치는 관계를 연구한 결과가 유럽《암학회지》에 다음과 같이 발표되었다. 24시간 착용: 4명에 3명, 12시간 이상: 7명에 1명, 12시간 이하: 152명에 1명, 거의 착용하지 않거나 전혀 착용하지 않는 경우: 168명에 1명이었다. 브래지어 착용은 임파선과 혈관 조직에 압박을 가해 노폐물이 빠져나가지 못하고 혈액 순환 장애를 일으킨다. 특히 철사가 들어간 브래지어를 착용하면 압박이 더 심해진다.

그러므로 가능한 한 브래지어 착용 시간을 줄이고 날씨가 추워지면 두꺼운 옷을 입으니 과감하게 착용하지 않는 것도 좋다. 브래지어가 가슴 모양을 예쁘게 해주고 가슴이 늘어지는 것을 예방해준다고 하는데 평생 차고 산 할머니들을 보면 별 효과가 없는 듯싶다.

여성 질환에
대처하는 방법

　　자궁내막증은 자궁내막을 이루는 조직이 골반 안쪽에서 자라는 병으로, 생리 주기에 맞춰 조직이 떨어져 나가면서 출혈이 생기기도 한다. 주요 증상은 통증, 생리통, 배란통, 불임, 생리불순, 빈혈 등이다.

　　난소낭종은 난소에 물혹이 생기는 병이다. 난소에는 난포라는 보자기 같은 조직에 둘러싸인 난자가 있는데 배란기가 되면 난포가 터지면서 난자가 나팔관을 타고 자궁으로 내려가고 난포는 그 자리에 남는다. 그리고 속이 빈 난포는 황체가 되어 임신에 필요한 호르몬을 만든다. 그런데 제대로 자라지 못한 난포나 황체가 물혹이 되면서 난소낭종이 된다. 건강한 경우라면 이런 물혹이 생기지 않고, 또 생기더라도 자연적으로 없어진다. 낭종이 터지면 출혈이나 통증이 생기고, 물혹이 많아지거나 커지면 나중에 다낭성 난소 증후군으로 발전하기도 한다.

　　다낭성 난소 증후군의 증상으로는 체중 증가, 탄수화물 중독증, 성인 여드름, 지성 피부, 얼굴에 털이 많아지는 증상, 불임, 유산, 대사병, 갑상선 기능 저하증 등이 있다. 초음파 검사에서 주로 발견되고 심하면 난소 제거술을 받기도 한다.

자궁근종은 자궁 근처에 혹이나 종양이 생기는 가장 흔한 여성 생식기 병으로, 대부분 양성이다. 많은 성인 여자들이 자궁근종을 가지고 있는데 대부분 증상이 없고 심각하지 않지만 약 20~30%에서는 증상이 나타난다. 근종이 커지면 소화불량이나 아랫배가 묵직한 느낌과 함께 통증이 있고, 방광이나 직장이 물리적으로 눌리면 대소변 보기가 불편해질 수 있고, 생리 기간이 아닌데 출혈이 생기기도 한다. 자궁근종이 있을 때, 폐경기에 들어서면 근종 크기가 줄어들면서 자연스레 없어지기도 한다.

현대 의학에서는 수술로 근종만 제거하거나 임신이 끝난 나이라면 자궁, 나팔관, 난소까지 함께 제거하는 수술을 권한다. 하지만 자궁 적출술은 현대 의학에서 가장 불필요한 수술 중 하나로 여겨진다. 수술 후 감염증이나 소변 볼 때 불편함, 성 기능 감퇴 등의 부작용이 있기 때문이다. 또 여성성을 잃었다는 심리적 스트레스도 무시할 수 없다. 따라서 수술 전에 반드시 2, 3차 소견을 받아보고 결정해야 한다.

젊은 여성들 중엔 생리전 증후군에 시달리는 경우가 의외로 많다. 진통소염제를 먹거나 심하면 사회활동을 못하고 며칠씩 집에서 앓아눕기도 한다. 증상을 보면 자궁벽의 근육이 뭉치거나, 젖가슴에 멍울이 지거나, 생리로 인해 빈혈이 오기도 한다. 자연치료법으로는 근육통이나 염증을 완화하는 마그네슘의 한 종류인 마그네슘 락테이트, 비타민 B6, 보스웰리아, 생강, 마늘, 강황, 크램프바크 등을 섭취하면 좋다. 젖가슴의 멍울을 줄이는 데는 블랙커런트 오일, 이브닝 프림로즈 오일, 감마리놀렌산 오일 등이 좋다. 멍울이 심해져서 섬유낭종성 유방병으로 발전한 경우에는 요오드 섭취가 도움이 되기도 한다. 또 불소, 염소 등의 성분에 많이 노출되면 요오드 기능을 방해하기 때문에 불소가 없는 치약을 사용하거나 정제된 물을 마시는 것이 좋다.

에스트로겐: 여성들의 공공의 적

앞에서 알아본 여성 질환의 공통된 원인은 몸에 에스트로겐이 너무 많다는 것이다. 에스트로겐은 세포를 자극해 자꾸 커지게 하는 특징이 있다. 물론 에스트로겐은 사춘기에 접어든 여자아이들의 몸이 임신과 출산을 할 수 있는 성인 여성으로 발달하는 데 필요한 호르몬이고 뼈, 심장, 뇌 기능에도 중요한 역할을 한다. 건강한 몸이라면 난소에서 적당량의 호르몬을 분비한다. 현대인들이 에스트로겐 과다에 시달리는 원인은 크게 세 가지다.

첫째는 간의 해독 기능이 떨어진 경우다. 제 기능을 다한 호르몬은 간에서 해독되어 없어져야 하는데 간이 해독을 잘 못하면 다 쓰인 호르몬이 다시 온몸을 돌아다녀 에스트로겐 과다증이 된다.

둘째는 환경 호르몬이나 음식 섭취를 통해 외부에서 에스트로겐이 몸에 들어오는 경우다. 각종 플라스틱 용기, 화장품, 페트병, 유기농이 아닌 고기 등에 남아 있는 에스트로겐이 몸에 흡수된다.

셋째는 에스트로겐에 비해 상대적으로 프로게스테론이 부족한 경우다.

넷째는 몸이 비만한 경우다. 비만 세포는 에스트로겐을 만들고, 에스트로겐은 세포를 크게 한다. 즉 분비된 에스트로겐은 세포를 성장시켜 살을 찌우고 살이 찌면 늘어난 비만 세포가 다시 에스트로겐을 만드는 악순환이 반복된다.

따라서 여성병을 예방하거나 치료하려면 간 해독 기능을 높이고, 환경 호르몬을 조심하고, 유기농 고기를 먹고, 살이 찌지 않도록 조심해야지 약이나 수술로만 접근하면 해결되지 않는다.

지린내 나지만 중요한 이야기

자궁, 난소, 유방에 생기는 병처럼 심각하진 않지만 잦은 소변, 요실금, 방광염 등은 일상생활에 불편을 주고 위생 문제도 일으킨다. 다양한 치료법이 있는데 우선 여성의 생식기는 에스트로겐에 민감하기 때문에 부작용이 적은 천연 에스트로겐 크림을 바르는 치료가 도움이 된다.

소변을 참지 못하는 요실금은 방광 주변의 근육이 느슨해지고 탄력성이 떨어져 생기는데 골반 안쪽 근육, 특히 소변을 보다가 멈출 때 사용하는 두덩 꼬리근을 단련시키는 케겔 운동이 좋다.

방광염은 방광에 염증이 생기는 병으로, 크랜베리 주스를 마시거나 D-메노스라는 일종의 당 성분을 영양제로 먹어도 된다. D-메노스는 방광염을 일으키는 세균이 방광이나 요도 벽에 붙는 것을 방해한다. 비타민 A, C, E 등의 항산화 영양제로 내벽을 튼튼히 하는 것도 좋다.

여성의 생식기는 교감신경이 흥분되면 더 쉽게 자극받으므로 평소 스트레스를 잘 관리하고, 명상이나 심호흡 등으로 부교감신경을 높여 마음을 편안하게 하는 것이 필요하다.

여성 갱년기는
이겨낼 수 있다

한방에서는 여성의 몸이 7년마다 바뀐다고
본다. 그래서 14세에 초경을 하고 49세에 폐경을 맞는다. 폐경기에
이르면 처음에는 생리가 불규칙해지다가 생리의 양이 줄어든다. 폐
경기 증상은 안면 홍조, 불면증, 골다공증, 피곤증, 편두통, 피부건조
증, 감정 기복, 오줌소태, 주름살 등이다. 우울증이나 불안증이 반복
되는 감정 기복이 나타날 때는 가족들, 특히 남편과 아들이 상황 파
악을 잘해서 처신해야 생존할 수 있다.

갱년기 증상의 대표적 원인은 에스트로겐과 프로게스테론이 예
전보다 적게 나오기 때문이다. 특히 에스트로겐은 50% 정도 줄지만
프로게스테론은 거의 90% 이상 줄어든다.

갱년기 증상을 심하게 앓는 사람들의 공통점을 보면 살이 찌고 초
경을 일찍 시작했거나 평소 몸에 에스트로겐 양이 많았다가 갑자기
줄어든다. 또 폐경기가 되면 난소 대신 부신에서 프로게스테론을 분
비하는데 평소 스트레스에 많이 시달리다 폐경기를 맞으면 이미 부
신 기능이 떨어져 있어 프로게스테론을 적절히 분비하지 못하므로

폐경기 증세를 심하게 앓는다. 그러나 평소에 건강한 사람들이나 폐경을 자연스러운 신체 변화로 받아들이며 전통 식단을 유지하는 문화권의 사람들은 가볍게 앓고 지나간다.

현대 의학에서는 암말의 소변에서 추출한 프레마린이라는 합성 에스트로겐 호르몬이나 합성 프로게스테론인 프로게스틴이나 두 가지 호르몬이 함께 들어 있는 프렘프로를 처방하는데 모두 증상만 억제하는 효과가 있다. 특히 폐경기 여성에게 기적의 약처럼 처방되던 프레마린은 일시적으로 심장 질환, 안면 홍조, 불면증을 줄여주지만 간에서 효과적으로 해독되지 않고 유방암이나 자궁암 발생 위험을 높이고 담석증, 고혈압, 체중 증가, 부종 등의 부작용을 낳는다는 연구 결과가 발표된 이후 예전처럼 함부로 처방되지 않는다.

자연의학에서는 식물성 에스트로겐인 이소플라본(제니스테인, 다이드제인)이나 파이토스테롤이 들어 있는 콩, 회향 열매, 셀러리, 파슬리, 사과 등을 권하거나 야생 참마에서 추출한 프로게스테론 크림을 사용한다. 한방에서는 오래전부터 당귀, 승마, 감초를 사용했고 체이스트 트리, 블랙 코호시, 깅코비올라 등도 좋다.

프로게스테론이 모자란 경우 야생 참마에서 추출한 식물성 프로게스테론 크림을 20~40mg 정도 혈관 조직이 잘 분포되어 있는 손바닥, 얼굴, 허벅지 안쪽 등에 바르는데 너무 많이 사용하지 않도록 조심해야 한다. 그래서 사용량을 쉽게 조절할 수 있는, 혀 밑에서 녹여 먹는 타입의 영양제를 사용해도 좋다. 질건조증이나 안면 홍조에는 비타민 E를 800IU 정도 섭취하고, 혈액 순환이나 혈관 조직에는 비타민 C, 헤스페린 등이 좋다.

에스트로겐은 심장병, 뼈, 뇌를 보호하는 역할을 하므로 폐경기 때는 몸의 다른 기관의 건강 상태에도 신경을 써야 한다.

폐경기 증상을 치료할 때 가장 중요한 것은 에스트로겐과 프로게스테론의 수치가 어느 정도인지를 검사해서 그 결과에 맞는 치료법을 찾아야지 무조건 합성 호르몬이나 약초를 섭취하면 안 된다. 기능의학에서는 타액을 통해 호르몬 검사를 하지만 현대 의학에서는 거의 하지 않는다. 간혹 혈액 검사로 호르몬 수치를 검사하기도 하는데 혈중 호르몬은 적혈구에 붙어 있어 몸에서 쓰지 못하기 때문에 타액 검사가 더 정확하다.

60대 초반의 박명자 씨는 나름대로 운동도 하고 채소 위주의 식단으로 먹는데도 살이 빠지지 않아 고민이 되었다. 폐경기 무렵에 얼굴이 화끈거리고 잠을 못 자서 여성 호르몬제를 복용하기 시작했는데 호르몬 검사는 한 번도 하지 않았다. 일반 혈액 검사에는 모두 정상으로 나왔지만, 저자의 진료와 상담 결과 갑상선 기능 저하와 여성 호르몬인 에스트로겐 과다가 의심되었다. 일단 에스트로겐이 갑상선 기능을 방해하는 것으로 판단되어 에스트로겐과 균형을 맞추기 위해 프로게스테론 기능을 높이는 영양제와 김, 미역, 파래 등의 해조류를 많이 섭취하도록 권했다. 그 결과, 체중이 천천히 줄었고 갱년기 증상도 나아지면서 여성 호르몬 약을 점점 줄이다가 나중에는 끊었다.

성인 여드름은
피부병이 아니다

사춘기 여드름은 청춘의 심벌이지만 어른이
되어서도 생기는 성인 여드름은 심신을 괴롭힐 뿐만 아니라 사회생
활에 불편을 끼치는 골치 아픈 병이다. 그래서 외출할 때마다 화장
보다는 분장에 가까운 일을 의식처럼 치러야 하고, 기름진 음식이나
초콜릿이 여드름을 악화시킨다는 정보 때문에 마음 놓고 먹지도 못
한다. 또 여드름 치료에 탁월하다는 온갖 화장품이나 영양제 구입에
막대한 돈을 지출하지만 효과가 미미해 상심하기도 한다.

현대 의학에서는 성인 여드름의 원인을 피지 분비가 너무 많거나
모공이 막혀 그 안에서 세균이 번식하는 것으로 보는데, 정확한 원
인은 알려져 있지 않다. 기능의학에서는 피지 분비가 많은 이유를
테스토스테론이 많기 때문으로 보고, 테스토스테론이 많은 이유는
에스트로겐이 많기 때문으로 본다. 또 에스트로겐이 많은 이유는 앞
서 언급한 이유들로 본다. 이렇게 하나씩 그 근본 원인을 찾아 해당
되는 요인들을 예방하거나 치료하는 것이 바로 기능의학의 원리다.

그러나 현대 의학에서는 이런 원인을 찾지 않고 대부분 로아규탄

이라는 약으로 피지를 말리는 방법을 쓰는데 안구건조증이나 피부 건조증 등의 부작용을 일으킨다. 그러면 또 안구건조증을 치료하기 위해 인공 눈물을 넣고, 피부건조증을 치료하기 위해 연고를 쓴다. 즉 대증요법에 의거한 현대 의학은 증상을 억누르고, 그 과정에서 발생한 부작용을 또다시 대증요법으로 억누르기 때문에 치료하는 데 한계가 있을 수밖에 없다.

여드름뿐만 아니라 대부분의 피부병은 몸 안에서 생긴 문제가 피부를 통해 밖으로 나타나는 것일 뿐이다. 몸 안이 멀쩡한데 피부병에 시달리는 경우는 거의 없다. 그러므로 알레르기성 피부염, 아토피, 건선, 탈모, 비듬, 가려움증 등을 피부 밖에서만 해결하려 하면 실패할 수밖에 없다. 염증이 동반되는 경우라면 염증을 줄이는 여러 가지 요인을 고쳐야 한다. 한의학에서는 폐에 문제가 있을 때 피부에 문제가 생기는 것으로 보고, 기능의학에서는 간, 장, 신장 등의 해독 기능이 떨어지면 독소가 피부를 통해 배출되는 과정에서 피부병이 생긴다고 본다.

따라서 여드름을 치료하려면 염증을 일으키는 설탕, 튀긴 음식, 가공식품 등을 끊고 충분히 자면서 해독 기관의 기능을 높이고 호르몬 균형을 맞추어 몸 전체를 건강하게 만들어야 한다.

피부만 쳐다보면 답이 없다. 수박을 겉에서 아무리 핥아봐야 혀만 아프다.

칼슘을 먹으면
골다공증이 해결될까?

　　인체의 뼈는 맨 처음에 물렁뼈에서 시작하여 14~20세까지 자라다가 30세 전후로 최고조에 달하고 그 이후 새로운 뼈의 생성보다 소멸이 빨라져서 1년에 0.5~1%씩 골량이 감소하다가 폐경기 이후로는 매년 1.5~5%씩 줄어든다. 뼈는 건물의 철근처럼 우리 몸을 지탱한다. 그런데 뼈는 한 번 만들어져 굳어 있는 게 아니라 계속해서 새로 만들어지고 없어지는 과정을 통해 유지된다. 에스트로겐은 뼈가 없어지는 것을 방지하고, 프로게스테론은 새로운 뼈를 만드는 데 도움을 준다. 부갑상선 호르몬은 혈중 칼슘 농도가 낮을 때 뼈에서 칼슘을 빼내고, 반대로 칼시토닌은 혈중 칼슘 농도가 높을 때 뼈로 칼슘을 보내 칼슘 농도를 유지한다.

　골다공증 예방은 중년에 들어서기 전부터 해야 된다. 골다공증은 칼슘이나 에스트로겐이 부족한 병으로 알려져 있는데, 이는 여러 가지 원인 중 하나일 뿐이다. 뼈가 약해지는 원인은 갑상선, 부신 호르몬 불균형, 약물 복용, 지나치거나 부족한 운동, 비타민 D 부족, 인슐린 저항성, 카페인, 술, 근육량 부족, 흡연, 뼈를 이루는 미네랄 부족, 신장 기능 저하 등이다. 특히 70세 이후의 노인층에서 흔한데, 위산이나 소화 효소가 부족하면 미네랄이나 단백질이 잘 흡수되지 않는다. 이때 속 쓰림을 없애려고 위산억제제를 먹으면 미네랄 흡수가 더 안 되어 골다공증이 악화되고 치료가 힘들어진다.

골다공증의 위험을 높이는 요인으로는 65세 이상 연령, 백인이나 동양인, 저체중, 큰 키, 맥박 수가 80 이상, 40대 중반 전에 폐경을 한 경우, 임신 경험이 없거나 초경이 늦은 경우 등이다.

골다공증은 심각한 골절로 이어질 수 있으므로 미리 검사를 받는 것이 좋다. 일반 엑스레이 검사는 골량이 30% 이상 떨어져야 나타나기 때문에 병의 초기에만 유효하다. 일반적으로 DEXA라는 기계를 이용해 골량을 검사하는데, 이 검사는 정상인들의 수치와 비교하기 때문에 개인차를 고려하지 않는다는 문제가 있다. 예를 들어 골량 검사에서는 수치가 많이 떨어져 골절 위험이 높은 것처럼 보이지만 그런 여성 가운데 약 50%는 평생 골절을 입지 않는다는 통계가 있다.

기능의학에서는 뼈가 손실될 때 발생하는 피리디놀린이나 데옥시피리디놀린이라는 성분의 수치를 재는 소변 검사를 하기도 한다. 수치가 높을수록 뼈 손실이 많이 일어난다.

많은 여성들이 골다공증을 예방하려고 고단위 칼슘 영양제를 복용하는데 최근 스웨덴에서 6만 1433명을 대상으로 조사한 결과, 하루 750mg을 복용한 여성들의 골밀도가 가장 좋은 것으로 나타났다.

칼슘 영양제는 몸에서 잘 흡수되는 형태를 섭취해야 한다. 대부분의 종합 영양제에 들어 있는 칼슘카보네이트는 흡수가 잘 안 된다. 그냥 돌이라고 생각하면 된다. 그리고 칼슘을 섭취할 때 비타민 K를 함께 섭취하지 않으면 칼슘이 뼈로 가지 않고 혈관이나 관절 또는 내장 기관에 쌓여 심장병, 중풍, 통증, 암, 골절 등을 일으킨다. 또 마그네슘을 함께 섭취해야 칼슘이 잘 흡수된다. 유제품에는 마그네슘이 거의 없어서 칼슘이 흡수되지 않는다. 그 때문에 유제품 섭취가 많은 북유럽 국가 여성들이 골다공증에 더 잘 걸린다.

뼈는 칼슘 이외에도 마그네슘, 망간, 인산, 아연, 구리, 붕소, 실리카, 불소, 비타민 A, C, B_6, B_{12}, D, K, 엽산, 필수 지방산, 단백질 등의 여러 성분으로 이루어져 있어 자연식품이나 영양제를 통해 전체적으로 섭취하는 것이 좋다.

골다공증을 예방하고 치료하려면 부족한 영양소를 보충하고, 뼈의 건강을 해치는 생활 습관을 피하고, 외부로부터 뼈나 근육에 압력이 가해지는 근력 운동이나 조깅이 좋다.

뼈도 못 추리는 인생이 되지 않도록 오늘부터 달려보자.

암을 제대로 알고
제대로 대처하자

암은 현재 사망 원인 1위로, 3명당 1명이 걸릴 만큼 흔한 병이다. 암은 세포 안의 정상 유전자가 스트레스, 발암 물질, 중금속, 전자파, 방사능 등의 영향으로 돌연변이를 일으켜 증식하는 악성 종양이다. 현대 사회에서 이런 요인들은 생활 주변 곳곳에 산재해 있으니 암 환자가 늘어가는 것은 어쩌면 당연한 결과다. 오히려 암에 안 걸리는 게 더 이상한 상황이다.

정상 세포가 암이 되는 경로는 크게 다섯 가지로 볼 수 있다. 첫 번째는 발암 물질이나 독성 물질이 몸 안에서 해독되지 않고 배출되지도 않은 채 돌아다니다가 정상 세포를 자극하는 경우다. 대부분의 암 환자들은 이미 간의 해독 기능과 배출 기능이 많이 떨어져 있는 상태다. 독성 물질은 몸 밖에서 들어오는 경우와 몸 안에서 생기는 경우로 나눌 수 있는데 몸 안에서 생기는 대표적인 독성 물질이 바로 활성 산소다. 이 활성 산소가 정상 세포를 암세포로 바꾼다. 그래서 항산화 식품은 항암 식품이 되기도 한다. 두 번째는 모든 정상 세포가 기능을 다하면 스스로 소멸되도록 프로그램되어 있는데, 이 프로그램에 오류가 생겨 죽지 않고 계속 커지는 경우다. 세 번째는 정상 세포가 커지는 것을 억제하는 유전자가 망가진 경우다. 네 번째는 모든 세포가 생성과 소멸을 반복하는데 유전자가 복제되는 과정에서 돌연변이가 생겨 암세포로 자라는 경우다. 다섯 번째는 암세포가 되는 과정에서 세포 주변에 새로운 혈관 조직을 만들어 산소와 영양소를 공급받아 더 커지는 경우다.

즉 암이란 내부적으로 면역력과 해독·배출 기능이 떨어지고, 외부적으론 여러 가지 발암 요인이 정상 세포를 자극하는 염증성 질환이라 볼 수 있다. 특정 암을 일으키는 유전적 요인도 있지만 앞에서 언급한 요인이 유전자를 자극하지 않으면 발현되지 않아 암이 생기지 않는다.

정기 검진이나 조기 검진에서 암을 진단받았다면 사형 선고를 받은 것처럼 절망하지 말고 차근차근 대처해야 한다. 암은 크게 다른 부위로 전이되는 암과 발생한 자리에 머무는 암으로 나눌 수 있다. 이미 암이 전이되었다면 현대 의학에서 사용하는 수술, 항암제, 방사선 치료가 거의 도움이 되지 않는다. 전이된 암의 크기가 작아 검사에서 발견되지 않을 뿐이다. 이미 암이 전이되었든, 그 자리에 머물고 있든 현재 암세포가 커져서 주변 장기에 압박을 가해 통증을 일으키거나 소화·배설·호흡 기능이 떨어지지 않았다면 치료를 잠시 미루고 일단 지켜보는 것이 좋다.

수술은 전이되지 않은 국소적인 암을 제거하는 데는 효과적이지만 감염 위험이 있고 수술 과정에서 많은 신경 조직과 혈관 조직이 파괴된다. 또 수술 후 조직이 회복되는 과정에서 다른 곳에 있던 암세포가 혈관을 타고 들어오거나 완벽하게 제거되지 못하고 남은 암세포가 재발할 위험이 있다.

방사선 치료는 백혈병이나 골수암 등에는 어느 정도 효과가 있지만 방사선량을 조절하지 못하면 오히려 정상 세포가 암세포가 될 위험이 있는 데다 방사선 자체가 발암 물질이다.

항암제는 정상 세포와 암세포를 구분하지 않고 모두 파괴하기 때문에 암 치료 중에서 가장 부작용이 높다. 항암제의 심각한 부작용은 생명 유지와 직결되는 순환 기관, 호흡 기관, 소화 기관, 비뇨 기관, 신경 기관, 면역 기관의 기능이 떨어지는 것이다. 항암제 치료를 받는 대부분의 환자들이 치료 과정이나 후에 삶의 질이 현저히 떨어진다는 사실을 고려하면 항암제 치료는 득보다 해가 훨씬 크다.

현대 의학의 표준 치료 대신 자연요법을 선택하거나, 표준 치료와 표준 치료의 부작용을 호전시키는 자연요법을 병행할 수도 있는데 반드시 자신의 건강 상태를 고려한 뒤 결정해야 한다. 평소 체력이 약하거나 노인층이거나 이미 다른 질병을 앓고 있거나 저체중이거나 비만 환자들에게는 현대 의학의 표준 치료가 더 큰 부작용을 낳기 때문이다. 현대 의학을 전공했지만 자연요법을 시행하는 의사들의 도움을 받는 것도 좋다. 그러나 어떤 방법을 택하든 지금까지의 생활 환경을 돌아보고 건강한 몸을 위해 고쳐야 할 부분부터 새로운 마음으로 시작하는 것이 필요하다.

현대 의학의 항암 치료는 결코 암을 정복하지 못한다. 암 치료에서 가장 중요한 것은, 암세포는 설탕을 좋아하고 산소가 희박한 환경에서 잘 자란다는 사실이다. 즉 당분이 있는 모든 음식을 철저히 줄이고 고산소 요법을 받아야 한다. 특히 복부 비만을 조심해야 한다. 뚱뚱해질수록 에스트로겐이 많이 분비되면서 정상 세포가 커져 암세포가 될 수 있다. 암(癌)은 세 개의 입으로 산더미같이 먹는다는 뜻이다.

암을 예방하는 가장 중요한 방법은 발암 물질에 노출되는 것을 최대한 피하고, 가공식품을 끊고, 유기농 음식과 항암 효과가 있는 영양소를 섭취하는 것이다.

암보다 두렵다는
치매 예방법

사람은 뇌가 늙는 만큼 몸이 늙는다는 말이 있다. 이 말은 몸이 늙는 만큼 뇌가 늙는다는 의미와는 다르다. 몸이 늙어도 뇌는 얼마든지 젊게 유지할 수 있기 때문이다. 뇌가 늙는 증상 중 하나가 기억력이 떨어지는 것이다. 생물학적으로는 아무리 젊어도 벌써부터 정신이 깜빡깜빡하면 이미 노인의 뇌를 가진 것이나 다름없다. 배터리도 수명이 다 되면 불빛이 깜빡깜빡하는 것과 같은 이치다.

고령 사회로 갈수록 치매 환자의 수는 당연히 늘어가는데 그중 알츠하이머 치매가 가장 많다. 알츠하이머는 뇌세포 밖에서 아밀로이드라는 단백질이 플라크를 형성해 다른 뇌세포와 정보를 주고받는 체계를 방해하면서 염증을 일으킨다. 또 뇌세포 안에서는 타우라는 단백질이 서로 엉켜 세포 내 기능을 떨어뜨린다. 특히 기억을 담당하는 해마가 영향을 받으면 기억력이 감퇴하고, 대뇌피질이 영향을 받으면 인지 기능을 상실해 가족도 못 알아보고 나중에는 몸 전체 건강에 영향을 준다.

현대 의학에서는 아직까지 정확한 치매의 원인을 모르는데 기능 의학에서는 뇌세포를 파괴하는 중금속(알루미늄), 화학 물질, 스트레스 등으로 보고 또 Apo E4라는 특정 유전자를 가지고 있으면 발병 위험이 높은 것으로 본다. 그런데 그중에서도 가장 큰 원인으로 의심되는 것이 인슐린과 코르티솔 호르몬이다. 즉 혈당으로 빨리 전환되는 음식을 자주 먹어 인슐린이 높아지거나 스트레스를 받아 코르티솔이 높아지면 아밀로이드나 타우 단백질이 배출되지 않고 쌓이면서 뇌 기능이 떨어진다.

그래서 요즘은 치매를 '제3형 당뇨'라고 부른다. 사실 안정된 혈당을 유지하는 것은 모든 건강의 핵심이다. 온갖 종류의 설탕과 밥, 빵, 면을 줄이고 채소, 고기, 생선을 충분히 먹고 과일은 조금 먹으면 된다.

인슐린 수치를 안정화시키는 일만큼 중요한 것이 스트레스 관리다. 즉 스트레스를 받을수록 기억력은 팍팍 떨어진다. 기억력이 떨어지면 속상해서 스트레스 받고, 스트레스 받으면 더 기억력이 떨어지는 악순환이 이어진다. 때로는 망각이 축복일 때도 있지만 기억력이 좋아지면 그만큼 필요 없는 내용을 필터링하는 기능도 좋아진다.

최근에 하루 20분의 근력 운동이 기억력을 담당하는 해마 부위를 좋게 한다는 연구 결과가 알려졌다. 운동을 하면 근육의 힘도 커지고 기억력도 좋아져서 나중에 언제 어디서 힘을 써야 할지 알게 되므로 1석 3조인 셈이다.

근력 운동에도 종류가 많지만 일단 큰 근육에서 작은 근육 순으로 하고, 척추 앞뒤에 있는 몸통 근육 운동을 포함하면 좋다. 초보자는 기계를 이용한 운동법이 좋고 익숙해지면 덤벨이나 역기 등을 이용한 프리 스타일이 효과적이다. 특정 질병이 있거나 부상 위험이 있는 몸이라면 피트니스 전문가의 도움을 받아야 한다.

혈당 조절과 스트레스 관리 그리고 운동은 다이어트뿐만 아니라 치매의 위험도 떨어뜨린다. 캘리포니아 주립대의 연구에 따르면, 정상인에 비해 과체중 환자의 뇌는 8년, 비만인의 뇌는 16년 더 노쇠한 것으로 나타났다. 여러 가지 뇌 기능이 떨어지는데, 특히 치매에 걸릴 가능성이 높다고 한다. 100세 장수 시대를 맞아 곱게 늙으려면 먼저 살을 빼야 한다.

또 치매와 관련된 요인 중 하나가 머리 크기다. 머리가 작을수록 치매에 걸릴 위험이 높다. 이는 외관상 머리통이 작은 것이 아니라 머리둘레가 작은 것을 뜻한다. 간단히 알아보는 방법이 눈썹 부위를 중심으로 머리둘레를 쟀을 때 54cm 이상이면 정상으로 보고, 그 이하면 조심해야 한다. 얼굴이 작아도 머리둘레가 크면 괜찮다. 머리통은 12세까지 자란 뒤에 멈춘다. 대갈장군이나 짱구라고 놀림받는 사람들은 오늘부터 당당하게 살아도 된다.

치매가 삶을 침해하지 않도록 미리미리 예방하자.

전립선도
다이어트가 필요하다

　　　정액의 30%를 만드는 전립선에는 크게 염증, 비대증, 암의 문제가 있다. 전립선비대증은 70세 이후의 남자들에게 주로 생기는데 주원인은 남성 호르몬인 테스토스테론이 DHT 호르몬으로 전환되면서 전립선을 자극해 커진다. 주요 증상으로는 요도가 눌려 소변을 보기 힘들거나, 소변이 마려운데 나오지 않거나, 약하게 나오거나, 잔뇨감이 있거나, 자주 마려운 것이다. 또 방광에 남은 소변 때문에 방광염이 생기거나, 신장으로 역류해 신장이 망가질수도 있다.

　　현대 의학에서는 알파차단제라는 약물로 주변 근육을 이완시키거나 테스토스테론이 DHT로 바뀌는 과정에 쓰이는 효소를 차단하는 약을 쓴다. 수술하는 경우도 있는데 잔뇨감, 발기부전, 요도 감염 등의 부작용이 있다.

　　기능의학에서 가장 많이 쓰는 약초가 소팔메토다. 전립선 기능을 강화하고 효소를 차단하는 작용을 하는데 영양제를 구입할 때는 스테롤 계통의 지방산이 충분히 들어 있는지 확인해야 한다. 또 토마토에 많이 들어 있다고 알려진 라이코펜도 도움이 된다. 단, 라이코펜은 지용성 영양소이기 때문에 지방과 함께 먹어야 흡수가 잘된다. 비타민 D 섭취도 도움이 된다. 전립선뿐만 아니라 다른 생식 기관에도 도움이 되는 음식으로는 굴과 호박이 대표적이다.

많은 사람들이 전립선비대증이 전립선암으로 발전할 거라고 생각하는데 둘은 전혀 다른 병이다. 예전에는 현대 의학에서 PSA 수치로 전립선암을 진단했지만 이 수치는 더 이상 진단 기준이 되지 않는다는 연구 결과들이 나오고 있다. 전립선암은 아주 천천히 진행되는 착한 암에 속하므로 암 판정을 받았다고 무조건 항암 치료를 하지 말고 여러 가지 상황을 고려해야 한다. 특히 고령에 암 판정을 받는다면 암이 아니라 자연사로 생을 마감할 기회가 훨씬 높다.

전립선에 문제가 생기면 방광이나 요도가 예민해져서 자주 소변을 보게 되므로 평소에 하체 근육을 강화하고 소변을 조금 참았다가 보는 훈련도 필요하다.

제6장 • 제대로 다이어트

다이어트의
핵심 원리

　　건강 분야의 최대 화두는 단연 다이어트다. 하루가 멀다 하고 다이어트에 관한 책이 쏟아져 나오고, 각종 이론과 임상 경험에 근거한 다이어트 방법들이 소개되고 있다. 외모와 주변인 눈치에 민감한 한국 사회에서 부는 다이어트 돌풍은 대단할 수밖에 없다. 현미 채식에서 저탄고지(저탄수화물 고지방), 간헐적 단식까지 방법도 아주 다양하다. 그런데 무슨 방법을 사용하든 다이어트에 성공하려면 몸의 기본 원리를 알아야 한다.

　우리가 먹은 음식은 세 가지 경로를 거친다. 바로 에너지원으로 쓰이거나, 간과 근육에 글리코겐으로 저장되거나, 지방으로 저장되는 것이다. 그리고 어떤 경로를 거칠지를 결정하는 것이 바로 호르몬이다. 따라서 다이어트에 성공하려면 특히 지방으로 저장되는 세 번째 경로는 차단되고 이미 쌓여 있는 지방이 에너지원으로 사용되는 데 필요한 호르몬의 역할이 매우 중요하다. 우리가 섭취한 음식이나 이미 쌓인 지방을 에너지원으로 사용할지, 아니면 섭취한 음식을 지방으로 저장하거나, 이미 쌓인 지방은 쓰지 않을지 결정하는 것이 호르몬이다. 그러므로 지방을 늘리는 호르몬은 줄이고, 지방을 줄이는 호르몬은 늘리는 것이 다이어트의 핵심이다. 여러 가지 호르몬이 이 과정에 참여하는데 다음 네 가지 호르몬의 역할을 알아보자.

인슐린은 다이어트에서 가장 중요한 호르몬이다. 1921년에 처음 발견되었는데, 췌장의 베타세포에서 분비되며 보통 식후 세 시간 정도 활동한다. 인슐린은 너무 많이 분비되거나 적게 분비되면 생명에 영향을 미칠 수 있기 때문에 적당량을 유지해야 한다. 또한 장수와도 직접적인 관련이 있는데 나라와 문화를 불문하고 장수하는 사람들의 공통점 중 하나는 인슐린 수치가 낮다는 점이다.

인슐린 수치를 적당히 유지하고 인슐린 저항성을 예방하려면 식이섬유가 많은 채소나 통곡류처럼 천천히 소화되는 음식이나 지방 음식을 먹고 크로뮴, 마그네슘, 아연, 바나듐, 오메가3 지방산, 비타민 B군 등을 섭취하고 규칙적인 운동을 해야 한다.

그렐린은 배가 고플 때 식욕을 일으키는 호르몬으로, 뇌의 시상하부를 자극하여 식욕을 일으키고 몸이 지방보다 탄수화물을 에너지원으로 사용하도록 한다. 이때 위장관 활동이 커지고 위산 분비가 촉진된다. 배가 고파 장에서 꼬르륵 소리가 날 때 그렐린이 분비되는 것이다. 그렐린은 될 수 있으면 낮 동안에는 적게 분비되고 잠자는 동안에는 많이 분비되어야 자면서 지방을 에너지원으로 쓸 수 있다. 또 그렐린은 성장 호르몬 분비를 촉진하여 지방을 줄이는 데 도움이 된다. 그런데 잠들기 세 시간 전에 식사를 끝내야 잠자는 동안 그렐린과 성장 호르몬 분비가 늘어나 체지방을 연료로 쓸 수 있다.

야식 문화와 밤 문화를 즐기면 살을 빼기가 힘든 것은 이런 이유에서다.

소장에서 분비되는 PYY 펩타이드 호르몬은 식욕을 억제시킨다. 식사를 시작한 지 20분 정도 되면 분비된다. 따라서 음식을 천천히 먹으면 이 호르몬 때문에 과식하기가 어렵다. 뚱뚱한 사람들을 보면 거의 대부분 음식을 빨리 먹는 편인데 바로 이 호르몬이 나오기 전에 많이 먹는 습관이 배어 있기 때문이다. 음식을 오래 씹거나 천천히 식사하는 다이어트가 효과를 보는 이유다.

코르티솔은 특히 복부 비만과 관련이 깊다. 온갖 스트레스로 코르티솔이 분비되면 식욕을 감소시키는 호르몬 분비가 억제되어 쉽게 과식하게 되고, 혈당과 혈압이 올라간다. 저지방 음식이나 설탕을 많이 먹으면 인슐린이 과다 분비되고 혈당은 급격히 떨어진다. 이때 몸은 이 현상을 스트레스로 인식하고 코르티솔 분비를 더 늘린다. 그러면 지방을 에너지원으로 쓰지 않고 축적하는 몸으로 바뀐다. 스트레스 살은 과학적으로도 옳다.

뱃살은
인격이 아니다

비만 클리닉을 하다 보면 "조금 뚱뚱해도 건강하면 괜찮지 않냐?"는 질문을 종종 받는다. 즉 외관상 살이 좀 있어 보여도 건강하면 굳이 살을 빼지 않아도 되지 않느냐는 의미다. 그런데 주변을 보면 뚱뚱하면서 건강한 사람은 극히 드물다. 실제로 현재 뚱뚱하지만 본인은 건강하다고 느끼는 사람들을 검사해보면 이미 건강에 문제가 있거나 병에 걸릴 위험이 높은 경우가 많다. 살도 하루아침에 찌지 않고 병도 하루아침에 생기는 게 아니므로 지금 뚱뚱하다면 반드시 전문의와 상담을 받는 것이 좋다.

뚱보는 과체중이고 뚱뚱보는 비만이라고 볼 수 있는데 중년을 기준으로 삼았을 때 남자는 북한 군인처럼 약간 말라 보이고 여자는 약간 통통해 보이면 정상이다. 그런데 가장 위험한 것은 복부 지방이다.

복부 지방은 피부 밑에 자리한 피하지방과 달리 내장 기관에 달라붙어 있어 당뇨나 심장병의 원인이 되고, 운동이나 식이요법으로도 빼기 힘들다. 특히 다른 부위는 괜찮은데 뱃살만 자꾸 늘면 스트레스가 원인일 수 있으니 조심해야 한다. 체지방을 측정하는 기기를 통해 복부 지방량을 알아보거나 집에서 줄자를 이용해 간단히 알아볼 수 있다. 배꼽을 기준으로 배 둘레를 재고 골반의 제일 넓은 부위 주변을 재서 그 비율이 남성은 1 이상, 여성은 0.8 이상이면 복부 비만으로 간주한다. 즉 배 둘레가 클수록 복부 비만의 위험이 높아진다.

그리고 시중에 뱃살 빼는 데 효과적이라는 각종 운동 기구나 전기 치료기, 영양제 등이 많이 판매되는데 사실은 전신의 체지방이 줄어야 뱃살도 줄어든다. 뱃살을 빼는 가장 효과적인 방법은 바로 국소 지방 흡입술이다. 물론 수술 부작용이 있고 반짝 효과는 보겠지만, 빠진 부위에 다시 지방이 쌓이기 때문에 함부로 하면 안 된다. 다이어트와 운동을 통해 몸을 건강하게 만들면서 체지방이 감소하면 자연스레 복부 지방도 줄어든다.

인심은 넉넉해도 뱃살은 넉넉하면 안 된다. 뱃살 많으면 허리 아프고, 양말 뒤로 신어야 하고, 발톱 깎을 때 숨차고, 수영할 때 자꾸 뒤집어지고, 사랑하는 사람과 뽀뽀하기 힘들다.

주변을 보면 특히 뱃살로 고민하는 중년 여성들이 적지 않다. 중년 여성들이 과식하지 않는데도 자꾸 배가 나오는 이유는 크게 세 가지 경우다.

첫 번째, 스트레스를 받으면 코르티솔 호르몬이 나와서 복부 비만을 일으킨다. 이 경우엔 스트레스의 주원인인 남편과 애들을 잘 관리해야 된다. 시월드는 만만치 않으므로 전략을 잘 짜야 한다.

두 번째, 출산 이후 나이가 들어 내장 기관과 생식기 기관 주변의 근육이나 인대가 약해지면서 여러 기관들을 받쳐주지 못하고 아래쪽으로 처져서 배가 나와 보인다. 이때는 플랭크 운동을 하면 도움이 된다.

세 번째, 코르셋을 입지 않았거나 오래된 코르셋을 입은 경우다. 남편 몰래 '신상'을 준비하고 아침에 코르셋 입는 것을 자꾸 잊어버리면 전날 저녁에 미리 입고 자면 된다.

자기 전에 남편 바가지 한 번 긁고, 코르셋 입고 3분만 플랭크 운동을 하면 세 가지가 한 방에 해결된다.

탄수화물을 줄이고
채소를 늘려라

　　다이어트를 하든 하지 않든 여러 종류의 채소
를 충분히 먹는 것은 건강을 지키는 기본이다. 가능한 한 매끼 채소
를 먹도록 노력한다. 한 글자짜리 음식인 밥, 빵, 면, 떡, 전 등과 설
탕이 들어간 음식은 무조건 줄인다. 쌀국수나 떡은 가루로 만들어져
혈당으로 빨리 분해되기 때문에 더 조심해야 한다. 흰밥이나 흰 빵
보다 잡곡이나 현미, 통밀이 좋지만 체질에 따라 맞지 않을 수도 있
다. 과일은 블루베리, 블랙베리 같은 베리 종류나 자몽, 배, 사과 등
이 좋고, 바나나나 망고 같은 열대성 과일과 말린 과일은 피한다. 일
일 과일 섭취량은 보통 크기의 사과 반 개 정도다. 껍질째 먹을 수 있
는 과일은 그대로 먹는다. 전분이 많은 고구마나 야생 참마는 적당
히 먹고 옥수수, 감자 등은 피한다.

　한 글자짜리는 다 조심해야 한다. 밥, 빵, 면, 떡, 전, 당, 뽕…….

　다이어트뿐만 아니라 건강을 위해 여러 종류의 채소를 많이 먹는
것이 매우 중요하다. 채소에는 비타민과 미네랄뿐만 아니라, 건강에
매우 중요한 파이토케미컬이란 성분이 들어 있다. 그런데 사람이 채

소를 생으로 먹으면 이런 성분들이 거의 흡수가 안 된다. 이런 성분들은 셀룰로오스라는 단단한 세포막 안에 있는데 초식동물과 달리 사람에겐 셀룰로오스를 분해할 효소나 박테리아가 없기 때문이다. 즉 건강에 좋다고 무조건 생채소나 야채 주스를 먹기보다는 물에 삶거나 찌거나 기름에 볶아 먹는 것이 좋다. 물론 채소를 익히면 일부 비타민은 파괴될 수 있지만 다른 영양소는 더 잘 흡수되고 부족한 성분은 다른 음식이나 영양제로 보충할 수 있다. 그리고 조리 과정에서 독성 물질이 줄어들기도 한다.

또 조심할 부분이 유기농이나 자연 재배 작물이 아닌 일반 채소를 많이 먹으면 잔류 농약이나 질소를 더 섭취하게 된다는 사실이다. 사실 유기농 채소도 100% 신뢰하기 어렵고, 자연 재배 채소는 공급량이 적어 현실적으로 구하기가 어렵다. 가장 좋은 방법은 믿을 만한 농장이나 업체에서 제공하는 유기농 채소를 먹거나 집에서 직접 길러 먹는 것이다. 유기농 채소는 국가 기관 인증을 받은 상품을 구매하는 것이 좋지만, 최근 가짜 친환경 농산물이 시중에 나와 있어 조심해야 한다. 가능한 한 무농약 유기농 채소를 먹고 일반 제품을 먹을 때는 껍질을 벗겨내거나 껍질을 잘 씻은 뒤 먹어야 한다. 어떤 사람들은 유기 농산물이 비싸다고 불평하는데 사실 일반 농산물이 너무 싼 것이다.

인생이나 채소나 날로 먹으면 안 된다.

　　　　　식물성 화합물로 번역되는 파이토케미컬은 비타민도 아니고 미네랄도 아니고 열량을 내는 에너지원도 아니지만 식물이 강렬한 햇빛, 끊임없는 곤충, 곰팡이, 바이러스, 공해 등 환경의 위험에서 스스로를 보호하기 위해 만들어내는 물질이다. 그래서 사람이 이런 물질을 섭취하면 건강에 도움이 된다. 파이토케미컬의 주요 효과는 항염, 항균, 항산화, 발암 물질 억제 등이다. 현재까지 알려진 대표적인 파이토케미컬 성분과 종류로는 카로티노이드(고구마, 당근, 토마토, 멜론, 양배추 등), 플라보노이드(감귤류, 사과, 포도, 차 등), 엘라그산(딸기, 포도, 라즈베리, 사과 등), 페놀산(귤, 통곡류, 베리, 토마토, 고추, 파슬리, 당근, 녹색 채소, 호박 등), 인돌(브로콜리, 양배추, 케일 등), 리그난(아마씨, 딸기류, 통곡류), 사포닌(마늘, 양파, 대두, 콩과식물), 단백질 분해 효소 억제 물질(대두), 테르펜(귤, 레몬, 자몽), 캡사이신(고추, 후추), 쿠마린(대두, 감귤류, 녹색 채소, 오이, 호박, 멜론, 파슬리, 녹차 등), 이소플라본(두부, 두유, 대두 등), 유기황 화합물(마늘, 양파, 부추, 골파 등), 파이토스테롤(통곡류, 대두) 등이 있다.

　지금까지 25만 종 이상의 식물 중에서 단지 1%의 파이토케미컬만 알려져 있다. 건강을 위해 다양한 종류의 채소를 섭취하면 좋다.

채식주의보다 채식 위주

　　　　　채식주의가 인기를 끌면서 간혹 육식이 병을 일으킨다는 주장이 있다.

그렇다면 초식동물이나 채식주의자들은 육식을 하지 않아서 병에 쉽게 안 걸리는 것일까? 오랫동안 육식을 해온 식생활과 음식 문화는 모두 잘못된 것일까?

농경 문화의 역사는 길게 잡아야 만 년이지만 그 이전에 인류는 오랜 세월 수렵과 채집을 하며 동물성 음식을 먹고 생존해왔다. 농경 문화 시대 이후 오히려 건강이 더 나빠졌다는 증거가 많다. 채식주의자들은 식생활뿐만 아니라 건강에 좋은 여러 가지 생활 습관을 가지고 있기 때문에 채식이 건강에 더 좋다고 단정하기 어렵다. 오히려 생물학적으로 볼 때 사람은 육식동물에 더 가깝다. 사냥에 필요한 전방을 주시하는 눈, 수직 이동하는 턱 구조와 송곳니, 단백질 소화에 필요한 쓸개즙과 위산 분비, 초식동물의 소화를 돕는 장내 미생물이 없는 점 등은 모두 육식동물의 특징이다. 초식동물은 고기를 먹지 않지만 장내 미생물이 단백질을 만들기 때문에 근육이 생긴다. 극단적인 채식을 실천하면 비타민 B_{12}, A, D, 철분, 아연, 오메가 3 지방산 등이 부족해질 수 있다. 그래서 영양제나 심한 경우에는 주사 시술을 통해 부족한 영양분을 보충해야 한다.

필자는 채식주의가 아니라 채식 위주를 권한다.

단백질에 관한
오해와 진실

단백질(protein)이란 단어는 그리스어 프로테우스(proteus)에서 유래했으며 '가장 중요한 것'이란 뜻이다. 즉 단백질은 인체를 구성하는 근육, 내장 기관, 뼈, 손톱, 발톱, 머리카락, 효소, 호르몬, 뇌신경 전달 물질, 항체 등을 만드는 재료다. 그런데 단백질은 몸에서 거의 저장할 수 없기 때문에 계속 먹어야 한다. 탄수화물, 지방은 먹지 않아도 생존이 가능하지만 단백질을 먹지 않으면 생존할 수 없는 이유다.

가능한 한 유기농 소고기, 돼지고기, 닭고기, 오리 고기, 달걀, 두부, 콩 등이 좋고 자연산 새우, 생선 등도 좋다. 물 밑바닥에 사는 조개, 해삼, 굴, 멍게 등은 바닷물 오염 문제가 있으므로 조심해야 한다. 카제인 알레르기가 없는 경우에 한해 살균 처리를 하지 않은 생우유로 만든 치즈, 요구르트나 각종 견과류가 좋다. 모든 햄, 스팸, 소시지, 간 고기, 훈제 고기 등 가공육과 대두 식품은 피한다. 고기는 불에 직접 구워 먹는 직화식이나 바비큐는 피하고, 삶거나 찌거나 볶는 방식이 좋다. 고기가 잘 맞지 않는 체질은 지방이 적은 종류를 선택하고, 단백질 분말 제품은 지방이 적어 인슐린 분비를 높일 수 있으므로 조심한다.

언젠가부터 식당에서 고기를 구워 먹는 방식이 보편화되면서 마블링이 좋은 투플러스 소고기가 인기를 얻게 되었고 당연히 미국, 오스트레일리아산 소고기의 수입이 엄청 늘었다. 그런데 실제로 고기를 더 많이 먹는 미국이나 오스트레일리아에서는 마블링 좋은 고기를 먹지 않는다. 공장식 목축업에서는 풀을 먹고 살아야 하는 소에게 인위적으로 옥수수를 먹여 기름진 고기를 생산하고 수출한다.

문제는 콩을 먹여 키운 소고기의 지방은 염증(대표적으로 암, 심장병)을 일으키는 오메가6 지방산이 많고, 그 소가 먹었던 콩은 GMO 작물이라 사람들의 건강에 해를 끼친다는 점이다. 마블링 좋은 소는 이미 지방간이나 온갖 염증에 시달려 도축할 때 여기저기서 고름이 발견되기도 한다. 또 한우에 마블링을 높이려고 수입 옥수수를 먹이느라 축산 농가의 경제적 부담도 커진다.

마블링 좋은 고기가 더 맛있을 수도 있지만 건강과 경제적 측면을 따지면 풀 먹고 자란 소고기를 가끔씩 먹는 문화로 바뀌어야 한다.

다이어트나 건강을 생각해 기름기 적은 닭 가슴살이나 살코기를 먹기도 하는데 동물성 단백질엔 질소 성분이 많아서 과다 섭취하면 신장에 무리가 갈 수 있다. 이런 문제를 해결하는 방법이 바로 기름기가 충분한 고기를 먹는 것이다. 앞으론 기름기 많은 고기 맘 놓고 먹어도 된다. 단, 유기농이어야 좋다.

가끔 닭이나 오리가 조류독감에 걸려 살처분되는 안타까운 일이 생기는데 철새들이 다음과 같이 기자회견을 열었다.

"억울해서 한마디 합니다. 자꾸 제가 닭과 오리한테 조류독감을 퍼뜨렸다고 몰아세우는데 철 따라 이동하기도 바쁜 제가 왜 그 좁고 지저분한 양계장 안에 들어가 독감을 퍼뜨리겠습니까? 제 철새 친구들이 조류독감에 걸린 것은 오히려 그 양계장에서 폐수가 흘러나와 오염시킨 물을 먹었기 때문입니다. 여러분들 치맥 대느라 공장식 대량 사육을 위해 열악한 시설에 엄청 가둬놓고 항생제 마구 먹이는 바람에 닭과 오리들 면역력이 약해져 조류독감 같은 병에 걸리는 것이고, 정부에서 신속히 방역 대응이나 조치를 취하지 못하니까 빠르게 확산되는 겁니다. 해마다 찾아오는 조류독감 사태를 미리미리 예방하고 근본적인 대책을 강구해주시길 부탁드립니다."

다이어트 환자들에게 밥, 빵, 국수를 줄이는 대신 고기를 적당히 먹으라 하면 돼지고기는 어떠냐고 물어오는 경우가 많다. 구약성경에 부정한 동물로 나오니 먹지 말라고 한 이야기부터 원래 돼지는 잡식성에 땀을 안 흘리고 불결한 동물이라 독소나 기생충이 많다는 이야기도 있다. 그러나 돼지가 더러운 이유는 인간들이 더럽게 키웠기 때문이다. 땀을 흘리지 못해 몸을 축축하게 해야 체온 조절이 되지만 좋은 사료 먹이고 풀어 키운 돼지는 그렇게 더럽지 않다.

결론적으로 말하면 유기농 돼지고기는 적당히 먹어도 되고, 너무 바짝 익혀 먹지 않아도 된다. 돼지기름으로 만든 육개장도 괜찮다.

그런데 오하이오의 한 대학에서 연구한 발표에 따르면, 시중에 유통되는 햄버거 대부분이 실제 살코기는 없고 물, 연골, 신경 조직, 인대 등이 섞여 있는 것으로 나타났다. 사실 소시지나 햄도 잘 따져봐야 한다. 한 제품에는 살코기가 2%쯤 들어 있다고 한다. 이 정도면 햄버거가 아니라 쓰레기버거라고 불러야 한다. 정 햄버거가 먹고 싶으면 질 좋은 햄버거 패티를 사다가 집에서 만들어 먹자. 햄버거 먹기도 참 버거운 세상이다.

세계보건기구는 햄, 소시지, 베이컨 같은 가공 적색육을 발암 물질 1급으로 분류하면서 대장암 발생과 연관이 있다고 발표했다. 그런데 최근 하버드 대학 연구팀이 적색육이 건강에 미치는 영향에 대한 20개의 연구를 검토한 결과, 가공한 적색육 섭취는 심장병과 당뇨를 일으키지만 가공하지 않은 적색육은 섭취량과 상관없이 심장병이나 당뇨를 일으키지 않는다고 결론 내렸다.

가공 적색육은 가공식품이란 점이 문제다. 또 가공육이 아니라도 불에 직접 구워 먹는 바비큐식 요리를 조심해야 한다. 어차피 나이 들면 위산이 줄고 이도 약해지고 활동량이 줄기 때문에 고기를 많이 먹을 필요가 없다.

그렇다고 적색육을 무조건 피하는 것은 좋지 않다. 특히 적색육이 대장암을 일으킨다는 뉴스가 나오면서 많은 사람들이 걱정하는데, 지금까지 발표된 어떤 연구 논문도 적색육이 대장암의 원인이라고 객관적으로 증명한 경우는 없다. 적당량의 적색육 섭취는 오히려 건강에 도움이 된다.

대두는
건강 문제를 대두시킨다

미국에서는 대두로 만든 제품들이 건강식품으로 인기를 얻고 있다. 예전에는 대두에서 기름을 빼내 식용유로 팔고 남은 찌꺼기들은 그냥 버리다가 거기에 단백질 성분이 남아 있다는 사실을 발견하고 처음엔 가축의 사료로만 사용했는데 식품 산업이 발달하면서 오늘날에는 이를 가공하여 두유, 아이스크림, 치즈, 햄버거, 단백질 파우더 등이 개발되었다.

업계는 판매 촉진을 위해 동양 사람들이 암 발생률이 낮고 장수하는 이유가 전통적으로 대두를 많이 먹었기 때문이라고 대대적으로 선전하며 미국 소비자들을 현혹하기 시작했다. 또 동물성 단백질 섭취가 부족하거나 제한된 채식주의자들에게 대두 식품이 훌륭한 단백질 공급원이 될 수 있다고 주장하며 유명 채식주의자들을 동원해 마케팅을 펼치기도 했다. 그러나 실제로 동양인들은 전통적으로 대두를 주식으로 삼지 않았고, 반드시 발효 식품으로 먹거나 물에 충분히 불려 익혀 먹었지 가공식품으로 먹은 적이 없다. 동양 사람들이 장수하고 상대적으로 암에 적게 걸리는 것은 대두 섭취 이외에 여러 가지 요인이 복합적으로 작용한 결과이지 꼭 대두가 직접적인 원인은 될 수 없다.

대두 식품은 몇 가지 문제를 안고 있다.

첫째, 단백질 소화에 필요한 효소를 방해하는 성분이 많이 들어 있다. 이 성분은 조리 과정에서 다 파괴되지 않는다. 둘째, 적혈구를 뭉치게 하는 헤마글루티닌 성분과 적혈구의 정상적인 성장을 방해하는 성분이 들어 있다. 셋째, 갑상선 호르몬을 방해하는 고이트로겐 성분이 들어 있다. 넷째, 칼슘, 마그네슘, 철분, 아연 등의 미네랄 흡수를 방해하는 피티산 성분이 많이 들어 있다. 다섯째, 여성 호르몬 기능을 하는 이소플라본이 들어 있는데 이미 에스트로겐이 충분한 상태에서 섭취하면 에스트로겐 과다를 일으켜 호르몬 균형이 깨진다. 특히 남자 아기들에게 모유나 우유 대신 대두 단백질로 만든 분유를 먹이면 여성 호르몬에 노출되는 효과가 나타나 사춘기에 접어들 때 상대적으로 남성 호르몬이 부족할 수 있다. 여섯째, 대두로 만든 제품들은 여러 가지 식품 첨가물이 들어간 가공식품이다. 일곱째, 식품업계에서는 건강을 해치는 성분들을 제거하기 위해 알루미늄 탱크에서 약품으로 대두를 처리하는데, 이때 알루미늄이 대두에 흡수되어 대두 식품을 먹으면 알루미늄에 중독될 수 있다.

지방을 먹어도
살이 찌지 않는 이유

다이어트를 원하는 환자들과 상담하다 보면 아무리 저탄고지의 장점을 설명해도 지방을 먹으면 왠지 그 지방이 몸속에 쌓일까 봐 걱정하는 경우가 많다. 특히 동물성 지방에 대한 우려는 극복하기가 쉽지 않다.

그러나 다음 두 가지 효소의 작용을 알면 지방에 대한 두려움을 극복할 수 있다.

우리가 섭취하는 음식에 들어 있는 대부분의 지방은 중성 지방이다. 중성 지방은 글리세롤과 지방산이 결합된 성분으로, 소화 기관을 거쳐 혈관으로 흡수되는데 크기가 커서 세포 안에 바로 들어가지 못한다. 그래서 LPL이라는 효소가 혈관에 있는 중성 지방을 글리세롤과 지방산으로 분리시켜 지방산만 세포 안으로 들어가게 한다. 세포 안에 들어온 지방산은 에너지원으로 쓰이거나, 세포 안에 있던 포도당과 결합하여 다시 중성 지방으로 바뀌어 저장되었다가 나중에 에너지원으로 쓰인다.

한편 세포 안에는 HSL이라는 효소가 있는데 에너지원이 필요할 때 세포 안의 중성 지방을 글리세롤과 지방산으로 분해시켜 지방산을 세포 밖으로 내보낸다.

여기서 중요한 것이 LPL 효소가 증가하면 세포 안으로 지방산이 자꾸 들어가 중성 지방으로 쌓이게 되고, HSL 효소가 감소하면 세포 안에 있던 중성 지방이 지방산으로 분해되지 않고 계속 남아 있게 된다는 사실이다. 즉 세포 안에서 새로운 중성 지방은 더 만들어지고 이미 만들어진 중성 지방은 분해되지 않고 그대로 남아 있어 세포 안에서 전체 중성 지방량이 증가한다. 이 상태가 바로 과체중의 시작이고 좀 더 심각해지면 비만으로 이어진다.

그러면 언제 LPL 효소는 증가하고, HSL 효소는 감소할까? 바로 혈관 안에 인슐린이 많을 때다. 즉 에너지원으로 사용할 포도당이 많으니까 세포 안의 지방은 건드리지 않는 현상이 일어난다. 그렇다면 인슐린은 언제 많이 분비될까? 당연히 포도당으로 빨리 전환되는 설탕, 흰밥, 흰 빵, 감자, 옥수수 같은 곡물이나 지나치게 단백질을 많이 먹을 때다. 반대로 지방을 먹을 땐 인슐린이 거의 분비되지 않는다.

또 하나 중요한 내용으로, 많은 사람들은 지방 음식을 먹으면 이것이 체지방이 된다고 생각하는데 그렇지 않다. 음식 속의 지방은 필요한 만큼 에너지원으로 사용되고, 남은 부분은 체외로 배설된다. 앞에서도 설명했지만 세포 속의 포도당과 지방산이 결합하여 중성 지방이 되고, 이 중성 지방이 체지방이 되는데 이 결합에 쓰이는 포도당은 원래 탄수화물에서 나온 것이다. 즉 지방이 충분한 고기만 먹으면 체지방이 되지 않지만 고기와 탄수화물을 함께 먹거나 탄수화물을 많이 먹으면 체지방이 된다.

저탄고지의 다이어트 효과는 과학적이고, 합리적으로 설명이 가능하다.

오메가3 지방산의
중요성

건강을 챙기려면 오메가6 지방산과 오메가3 지방산의 비율이 4 : 1을 넘지 않는 것이 중요한데 대부분의 현대인들은 이 비율에 크게 못 미친다. 혈액 검사를 해보면 심지어 20 : 1까지 나오기도 한다.

오메가3 지방산 부족은 건조한 피부, 비듬, 안구건조증, 면역력 저하, 오줌소태, 만성 피로, 잘 낫지 않는 상처, 불안, 염증, 머리카락이 잘 빠짐, 주의 산만, 손톱이 쉽게 부러짐, 창백한 피부, 알레르기, 비만, 우울증, 심장병, 당뇨 등의 문제와 연관이 있다.

특히 오메가3 지방산은 뇌 건강에 매우 중요한 역할을 한다. 뇌의 약 60%는 지방인데, 어떤 지방 성분으로 이루어져 있느냐에 따라 뇌 기능이 달라진다. 요즘 아이들에게서 많이 볼 수 있는 정서 불안, 주의 산만, 과잉행동 장애 등은 오메가3 지방산 부족과 깊은 연관이 있다. 만일 똑똑한 자녀를 원한다면 임신했을 때와 수유 기간 동안 오메가3 지방산을 충분히 섭취하고 나중에 아이에게도 먹이면 좋다.

오메가3 지방산이 함유된 대표적인 음식으로는 크릴새우, 생선, 아마씨 오일, 유기농 고기 및 달걀 등이 있다. 영양제를 구입할 때는 성분 내에 인공 화학 물질, 불순물, 중금속, PCB 등이 전혀 들어 있지 않다는 안전성 검사를 통과한 제품인지 확인해야 한다.

식물성 식용유를 선택할 때는 오메가6 지방산이 너무 많은 콩기름이나 대두 기름, 또 발연점이 낮다는 포도씨유보다 저온에서 압착시킨 참기름, 들기름이 좋다. 오메가6 지방산 중에서 달맞이꽃 종자유, 블랙커런트꽃 종자유에 풍부한 감마리놀렌산은 고지혈증, 고혈압, 동맥경화, 아토피 피부염, 피부 노화, 면역력, 생리통, 혈액 순환 등에 효과가 있어 영양제로 섭취하면 좋다.

얼마 전까지만 해도 인기가 좋았던 카놀라 오일은 사실 문제가 많은 식용유다. 우선 황 성분이 많아 쉽게 산화될 뿐만 아니라 정제 과정에서 경화유로 변질되어 건강에 좋은 오메가3 지방산은 손실되고 대신 건강에 나쁜 지방산이 발생한다.

올리브보다 참기름

언젠가부터 지중해식 식단이 건강에 좋다고 알려지면서 각종 서적, 요리법 등이 인기를 끌었다. 주로 통곡류, 풍부한 채소와 과일, 올리브유, 저지방 고단백질 고기와 생선으로 요약된다. 그런데 이런 식단은 지중해 연안의 크레타섬과 이탈리아 남부 지역에만 해당된다. 또 지중해식 식단이 좋다고 알려진 연구는 제2차 세계대전 직후로 고기가 부족하던 때에 더군다나 종교적 금식 기간 동안 실시되었는데 원래 식단과는 많은 차이가 있던 시기라 정확하지 않다.

실제로 전통적 지중해식 조리법에선 돼지기름이 많이 사용되었고, 올리브유는 주로 화장품이나 제사 의식의 향료로 쓰였다. 식물성 식용유를 대량생산하게 된 미국 기업에서 이렇게 왜곡된 지중해식 식단이 건강에 좋다고 대대적으로 광고하면서 몸에 좋은 동물성 지방은 공공의 적이 되었다. 올리브유가 생산되지 않는 한국에선 참기름이나 들기름을 먹으면 된다.

올리브유를 많이 먹은 빼빼 마른 올리브보다 참기름, 들기름 먹고 굵은 팔뚝 자랑하는 한국 아줌마가 더 건강할 수도 있다.

경화지방,
트랜스지방의 문제점

가공식품의 문제점을 지적할 때 빠지지 않는 성분이 경화지방과 트랜스지방이다. 경화지방은 불포화지방산의 이중 결합에 인위적으로 수소를 첨가하여 포화지방에 가깝게 만든 합성 지방으로, 상온에서 고체 상태를 유지하고 쉽게 산화되거나 부패하지 않아 각종 가공식품의 맛과 부드러움을 더해준다. 트랜스지방은 경화지방이 자연계에 존재하지 않는 형태로 전환된 지방을 말한다. 하지만 이런 경화지방이나 트랜스지방은 건강에 여러 가지 문제를 일으킨다.

첫째, 경화지방을 만드는 과정에서 니켈이나 알루미늄이 사용되는데, 이 중금속들이 최종 제품에 남아 있어 중금속을 섭취할 위험이 있다.

둘째, 경화지방이 세포막을 형성하는 요인이 되면 세포의 건강을 망친다.

셋째, 나쁜 콜레스테롤 수치를 높이고 좋은 콜레스테롤 수치는 낮춘다.

넷째, 심장병을 일으키는 물질과 염증을 일으키는 프로스타글란딘 2 호르몬을 높이고, 반대로 염증을 완화하는 프로스타글란딘 1, 3 호르몬은 낮춘다.

다섯째, 면역력을 높이고 암세포의 성장을 억제하는 효소의 기능을 방해한다.

여섯째, 인슐린 저항성을 일으킨다.

일곱째, 성호르몬 기능을 방해한다.

트랜스지방의 위험이 점점 알려지면서 정부에서 제정한 새로운 식품표기법에 따라 이제 식품업체에서는 가공식품 성분표에 트랜스지방 함유량을 의무적으로 표기하고 있다. 그런데 현재 시행되고 있는 트랜스지방 함유량의 표기에는 몇 가지 문제점이 있다.

첫 번째는 현행 규정으로 트랜스지방이 0.2g 이하로 들어 있으면 트랜스지방 함유량을 '0'으로 표기할 수 있다.

두 번째는 트랜스지방의 안전 섭취량이 없다는 점이다. 세계보건기구에서는 트랜스지방의 일일 섭취 허용량을 2.2g으로 정했는데 많은 전문가들이 트랜스지방의 안전 섭취량은 결코 존재할 수 없다고 주장한다. 왜냐하면 반감기 효과 때문이다. 트랜스지방은 반감기가 51일이다. 즉 그 양이 반으로 줄어드는 데 51일이 걸린다는 뜻이다. 2g의 트랜스지방을 오늘 섭취했다면 51일이 지나도 1g의 트랜스지방이 몸에 아직 남아 있다는 뜻이다. 그런데 매일 일정량의 트랜스지방을 섭취하면 줄어드는 양보다 늘어나는 양이 많아져 결국 건강에 문제를 일으키게 된다.

세 번째는 트랜스지방 '0'으로 표기하기 위해 식품업계는 올레스트라라는 '신종 경화유'를 개발했고, 이 경화유가 들어간 제품은 트랜스지방 '0'으로 표기할 수 있다. 그런데 이 '신종 경화유'는 인체에서 정상적으로 대사되지 않으며, 항산화 물질을 감소시키고 설사, 장염, 복통 등을 일으킨다고 보고되었다.

천연 기름이 열과 공기에 노출되면 산패가 일어나고, 공장을 거치면 깡패가 된다.

코코넛 오일, 올리브유, 버터, 아보카도 등이 좋고 참기름이나 들기름은 열에 약하기 때문에 조심해서 먹어야 한다. 저온 압착식이나 엑스트라 버진으로 표기된 제품이 좋다. 일반 식용류로 팔리는 콩기름, 대두유, 카놀라유, 해바라기씨유, 면화씨유 등이나 튀긴 음식은 피해야 한다. 저탄고지 식단을 효과적으로 하려면 매끼 식후에 코코넛 오일을 2~3순갈 먹어도 좋다.

저탄고지를
점령하라

인체는 탄수화물과 지방을 주 에너지원으로 사용하는데 초과 열량은 체지방으로 저장해놓았다가 필요할 때 에너지원으로 쓴다. 겨울잠을 자는 동물들도 음식을 잔뜩 먹고 엄청난 지방을 몸에 축적한 다음 깨어날 때까지 지방을 태워 생존한다. 탄수화물은 바로 쓸 수 있는 현금에, 지방은 저금통장에 비유할 수 있다. 그런데 비만 환자들은 지방을 저장만 하고 에너지원으로 쓰지 않는 문제를 가지고 있다. 왜냐하면 손쉽게 사용할 수 있는 에너지원인 고탄수화물(밥, 빵, 면, 설탕, 주스, 청량음료 등)을 계속 먹는 바람에 쌓인 지방을 에너지원으로 사용할 기회가 없기 때문이다. 또 고탄수화물 음식을 먹으면 인슐린이 분비되어 체지방을 에너지원으로 쓰려는 과정 자체가 차단된다. 심지어 그런 음식을 먹는다고 상상만 해도 인슐린이 분비된다.

살을 빼려면 밥, 빵, 면을 줄이는 것이 중요한데 특히 한국 사람들에겐 면을 줄이는 것이 어렵다. 그 이유가 여느 음식과 달리 면은 먹을 때 입술을 많이 자극하기 때문이다. 실제로 입술 부위에는 감각

세포가 엄청 많아서 자극을 가하면 좋은 느낌이 든다. 그래서 고기도 뜯어 먹어야 더 맛있다. 서양에서는 국수를 소리 내어 먹으면 실례지만 모락모락 김이 나는 국수는 후루룩 소리를 내며 먹어야 제맛이다.

결론적으로 말하면 인슐린을 잘 조절하는 것이 다이어트의 가장 중요한 핵심이다. 탄수화물을 적게 먹고 좋은 지방을 많이 먹는 저탄고지 또는 케토제닉, 케톤식 다이어트가 도움이 되는 이유다. 지방을 태울 때 케톤이라는 물질이 생기는데 이 물질을 에너지원으로 쓴다. 소변 검사나 입으로 부는 기기를 통해 케톤 수치를 알 수도 있다. 만약 케톤이 검출되지 않으면 체중이 줄어도 근육이 빠지는 잘못된 다이어트를 한다고 볼 수 있다. 이 다이어트에 16시간 동안 굶고 8시간 동안만 먹는 간헐적 단식까지 하면 금상첨화다. 일주일에 하루나 이틀은 간헐적 단식을 하고, 나머지 날에는 저탄고지 식사를 해도 좋다. 저탄고지로 어느 정도 체지방 감량에 성공하고 건강이 회복되면 탄수화물 섭취량을 약간 늘려도 좋다. 물론 다시 살이 찌면 줄여야 한다. 몸 상태를 항상 관찰하는 것이 중요하다.

성공적인 다이어트에선 식단을 잘 짜는 것이 가장 중요하지만 비만이나 과체중은 단순히 과식하고 운동이 부족해서 생기는 문제가 아니므로 다른 생활 습관이나 요인도 따져봐야 한다. 살이 찌는 원인이 수면 부족, 독성 물질에 대한 노출, 호르몬 불균형, 스트레스, 약물 섭취 등이라면 그 부분을 해결하면서 다이어트를 해야 효과적이다.

저탄고지나 간헐적 단식을 포함해 모든 다이어트의 목적은 단순히 몸무게와 체지방을 줄이는 것이 아니라 건강한 몸을 만드는 것이다. 살을 빼면 건강해지는 것이 아니라 건강해지면 살이 빠진다는 사실을 명심하자.

그런데 저탄고지를 함부로 하면 안 되는 경우가 있다. 임신부나 모유 수유 중인 산모, 쓸개 절제술을 받았거나 기름진 음식을 잘 소화하지 못하는 사람, 대회 출전을 앞둔 운동선수, 신장 결석을 앓았거나 신장 기능이 약한 사람, 성장기 아이, 췌장 기능이 약한 사람, 선천적으로 고기가 맞지 않는 사람 등은 조심해야 한다.

저탄고지의 문제점을 지적할 때 뇌는 오직 포도당만 에너지원으로 사용한다고 주장하기도 하는데, 뇌는 케톤체를 에너지원으로도 쓴다.

살을 빼고 건강해지려면 다이어트를 독하게 해야 한다. 살살 하면 살 두 개만 빠진다. 다이어트 최대의 적인 내일을 조심하자.

제7장 • 마음이 건강해야 행복하다

삶은
일 더하기 쉼이다

현대인은 주중에는 커피의 힘을 빌려 죽어라 일하고, 주말에는 술의 힘을 빌려 주중에 죽어라 일한 자신을 달래는 존재라고 한다.

현대인의 건강을 해치는 두 가지 큰 요인이 스트레스와 과로다. 본인이 좋아서 하는 과로든, 마지못해 하는 과로든 결과는 매한가지다. 과로란 본인의 에너지 한계를 넘어서는 행위다. 본인의 에너지가 100인데 100을 다 쓰고 나서 제대로 쉬지 못해 에너지를 회복하지 못하는 경우도 있고, 100 이상을 쓰는 경우도 있다. 본인의 에너지 100을 다 쓴 뒤에 푹 쉬고 다시 에너지를 회복하면 괜찮지만 100 이상을 쓰면 심각하다. 어쩌다 특별한 상황에서 하는 과로는 어쩔 수 없지만 반복되는 습관성 과로는 나중에 어떤 식으로든 건강을 해치게 된다. 자동차 계기판의 연료 부족 경고등에 빨간불이 들어왔는데도 계속 달리면 차는 조만간 멈출 수밖에 없다.

자기 분야에서 한 가닥 하는 사람일수록 피로시 중노동 골병마을에 사는 일중독 씨인 경우가 많다. 열심히 사는 목적이 소유와 재산

증식이 아니라 해도 마라톤 인생을 100미터 달리듯 뛰면 결코 결승점을 통과하지 못한다. 인생을 굵고 폼나게 살려다가 모질게 엎혀서 살게 될 수도 있다. 그러므로 반드시 쉼을 가져야 한다. 쉼은 절대로 낭비가 아니다.

현대인의 많은 스트레스는 욕망과 능력의 거리가 멀수록 심해진다. 하고 싶은 것과 할 수 있는 것의 거리를 좁히는 방법은 결국 욕망을 줄이고 능력을 키우는 것인데 둘 다 쉽지 않다. 돈이 많다고 행복하지 않다는 것을 알지만 일단 돈이 많으면 좋겠다 생각하고, 행복은 성적순이 아니라고 믿으면서도 좋은 성적을 얻기 위해 온 식구가 올인한다. 그래서 애나 어른이나 모두 과로에 시달린다.

신경 끄기

현대인들은 대부분 스트레스에 시달린다. 예전에는 스트레스의 주요인이 인간관계와 돈 문제였다. 그래서 남편들이 싫어하는 것이 아내의 돈타령, 그다음이 옆집 남편 이야기였고, 가장 싫어하는 것이 옆집 남편이 돈 많이 번다는 이야기였다. 그런데 요즘 등장한 새로운 스트레스는 바로 사건·사고 뉴스다. 인터넷과 SNS의 발달로 언제 어디서나 실시간으로 각종 뉴스를 접할 수 있는데, 문제는 이런 뉴스들이 사람들에게 지나친 불안, 걱정을 일으켜 심신의 건강을 해친다는 것이다. 세상에 눈과 귀를 막고 살 수는 없지만 자신이 감당할 수 있는 선에서 사건·사고 뉴스를 대하고 너무 자세히 알 필요가 없다.

세상에 알려지는 사건·사고 뉴스가 자신과 직접 연관이 없는 경우 헤드라인만 간단히 보거나, 뉴스 보는 시간을 제한하거나, 라디오로 뉴스를 듣는 등 여러 방법이 있다. 물론 자신이 사건·사고의 주인공이 되지 않도록 노력하는 것이 제일 중요하다.

내 삶에서 끊거나 줄여야 할 요인들을 괄호 안에 묶어야 과로 밖의 삶을 살 수 있다.

스트레스 적게 받고 행복하게 살려면 단순하게 사는 것이 좋다.

행복과
쾌락의 차이

존재보다 소유를 중시하는 물질만능주의 시대에 사는 현대인들은 행복과 쾌락을 동일한 것으로 여기는데 사실은 차이가 많다. 과자가 두 개 있는데 하나 먹고 또 하나 먹었을 때 기분 좋으면 쾌락이고, 하나 먹고 하나는 동생 주었을 때 기분 좋으면 행복이다. 또 택배가 내 물건이라서 반가우면 쾌락이고, 남의 물건인데도 반가우면 행복이라 할 수 있다.

쾌락은 일시적이고, 자극을 받으면 몸의 반응으로 흥분되고 더 큰 물리적 자극이 충족되지 않으면 불안, 강박감, 공격성이 일어나고 중독으로 이어진다. 반면 행복은 지속적이고, 편안한 마음의 반응을 일으키며, 자극을 필요로 하지 않고 타인을 향한 봉사나 사랑으로 이어질 수 있다.

행복주의자들이 정서적인 면만 아니라 육체적으로 더 건강하다는 연구 결과가 있다. 설문지 답변을 기준으로 실험자들을 행복주의자와 쾌락주의자로 나누어 혈액을 검사했더니 행복주의자들은 인터페론, 항체, 항염증 물질 등 건강에 도움이 되는 성분의 수치가 더 높게 나왔다.

로빈 윌리엄스가 생전에 이런 말을 했다고 한다.

"인생에서 가장 비참한 건 홀로 남게 되는 것이 아니라 홀로 남게 된다고 느끼도록 만드는 사람들에 둘러싸여 마지막을 맞이하는 것이다."

어쩌면 그는 쓸쓸하고 허탈한 마음을 함께할 사람이 하나도 없어서 불행하게도 스스로 삶을 마감했다고 볼 수 있다. 사람이 부, 명성, 인기를 누릴수록 오히려 마음을 터놓고 나눌 친구가 적어 고독감에 시달리는 경우가 많다. 사람이 행복하게 살려면 공부와 친구가 필요하다는 말이 있다. 시험 준비와 과시욕을 위한 공부나 쇼핑과 음주가무를 함께할 쾌락 친구가 아닌, 삶을 배우는 공부와 그것을 나눌 수 있는 행복 친구가 필요하다는 뜻이다. 인생은 결국 '홀로서기'와 '함께 앉기'의 균형이다.

행복을 주식으로 삼고, 쾌락은 간식으로 삼자.

얼룩말이
위궤양에 걸리지 않는 이유

넓은 아프리카 초원에서 평화로이 풀을 뜯고 있는 얼룩말들과 그 주변에서 서성이고 있는 사자들을 떠올려보자. 언제 사자에게 잡아먹힐지 모르는 상황에서 어떻게 얼룩말들은 별 걱정 없이 한가롭게 풀을 뜯을 수 있을까? 이유는 간단하다. 즉각적인 위험 상황이 발생하기 전에는 미리 겁을 먹지 않기 때문이다. 사람 같으면 멀리서 사자 울음소리가 나기만 해도 지레 겁먹고 불안에 떨며 도망갈 궁리를 하겠지만, 얼룩말들은 그럴 필요가 없다는 것을 알고 있다.

인생에서 중요한 단어로 지금(now)과 여기(here)가 있다. 그런데 이 둘을 놓치면 두 단어가 합쳐져 '아무것도 아닌(nowhere)'이란 뜻이 된다고 한다. 지금 주어진 시간, 지금 하는 일, 지금 만나는 사람에게 최선을 다해 집중하면 스트레스를 줄일 수 있다. 지금이란 뜻의 영어 단어가 'present'인데 이 단어는 선물이란 뜻도 된다. 즉 지금 이 순간을 선물처럼 소중히 여기라는 의미다.

현대인이 불행한 이유는 물질주의와 미래에 대한 불안 때문이다.

세상은 죽어라 돈 벌어 더 많이 사고 더 누릴수록 행복해진다고 속이고, 미래는 불안하니까 보험 들고 건강검진하고 자꾸 뭐든 준비하라고 한다. 그러다 보니 오늘을 행복하게 의미 있게 살지 못한다. 자신도 못 보고 옆 사람도 못 본다. 꼭 필요한 것만 사고, 미래를 계획하면서도 오늘을 소중히 사는 것이 행복한 삶의 비결이다.

슬픈 골프공

60대 남자 환자분이 골프 치다 허리를 다쳐 오셨는데, 치료를 마치고 나가면서 한마디 하셨다.

"젊을 때 죽어라 벌어야 노후에 편합니다."

노후에 경제적으로 궁핍하면 무척 힘든 삶을 살게 된다는 건 맞는 말이다. 하지만 젊을 때 죽어라 일하면 같이 사는 아내와 아이들의 삶은 어떻게 되는가? 노후에 가진 돈으로 홀로 나이 든 아내와 다 커버린 아이들의 마음을 살 수 있을까?

자세한 건 모르지만, 이런 분은 십중팔구 주중에 열심히 일하고 주말엔 골프 치며 스트레스를 해소하셨을 것이다. 골프 좋아하는 사람들은 대부분 운동 끝나면 멤버들과 저녁 식사를 하면서 술 한잔 나누기 때문에 늦게 귀가할 확률이 높다.

오늘 조금 벌어도 집에서 아내와 아이들의 웃는 얼굴 쳐다보고 웃음소리 듣고 따뜻한 손 한번 잡아봐야 하지 않겠는가? 멀리 날아가는 골프공에 어느 가족의 마음이 얹혀 있는 것 같아 쓸쓸하다.

생긴 대로
놀자

딸아이가 사춘기에 접어들었을 때 거울 사랑은 대단했었다. 아침에 일어나자마자 2층 자기 방 화장실에 가서 거울 한 번 보고, 옷 입으면서 거울 보고, 1층에 내려와 화장실 거울 보고, 차에 타선 백미러만 뚫어져라 쳐다보고, 학교에 내려주면 들어가기 전에 다시 한참 동안 백미러를 보고 들어갔다. 내가 없을 때 학교 안에서, 또 자기 방에서는 얼마나 더 자주 거울을 봤을지 상상이 갔다. 주변 사람들에게 딸의 거울 타령을 말했더니 그다음은 옷 타령이고, 그다음은 돈타령이라고 했다. 그때는 내 지갑에서 돈 탈영이 일어날 거라고 웃어넘겼다. 그 시기에 미모에 관심을 보이는 것은 자연스러운 현상이지만, 미에 대한 잘못된 관념이 자리 잡히는 것은 큰 문제다.

대표적인 속옷 메이커 빅토리아 시크릿에서 최근 브래지어와 팬티만 걸친 쭉쭉빵빵 모델을 내세워 '완벽한 몸매(perfect body)'란 타이틀로 광고해서 논란을 일으킨 적이 있다. 돈독 오른 회사에서 벌이는 그런 광고가 새삼스러울 건 없지만 많은 소비자, 특히 청소년들에게 예쁘고 날씬한 몸이 반드시 건강하다는 왜곡된 이미지를 심어주는 건 문제가 있다.

많은 여학생들이 잡지나 매스컴에서 나오는 모델을 삶의 롤 모델로 삼고, 정작 본인은 저체중인데도 살이 쪘다고 착각해 지나치게 다이어트를 하거나 심한 경우 거식증에 시달린다. 그러다 마음대로 몸이 만들어지지 않으면 우울증에 시달리거나 대인기피증까지 보이기도 한다.

건강은 눈에 보이는 살가죽 때깔과 보디라인만으로는 알 수 없다. 몸매 관리에 엄격한 광고 모델들이 불면증, 우울증, 치질, 변비, 생리통에 시달리는 경우가 많고 중년이 되어 각종 갱년기 병을 앓을 위험도 높다. 현실적으로는 저런 예쁜 속옷에 목을 매본들 옷걸이 차이가 심해서 입어봐야 괜히 자존심만 상하고 그나마 봐주는 이도 머리숱 빠지고 배 나온 남편이나 어리버리한 남친뿐이다. 성질 죽이고 야식 줄이면 심신이 건강한 진짜 미인이 된다.

또 외모라는 주제를 언급할 때 빼놓을 수 없는 것이 바로 한국의 성형 열풍이다.

한국 사회를 보면 키 작고 못생긴 사람은 멸종한 듯싶다. 성형은 많은 부작용을 낳는다. 동창회에서 친구가 못 알아보고, 성형 후 부모를 닮지 않은 아이들은 낙담하고, 이목구비를 보고 진단하는 한의사나 관상가들은 난감해진다.

인간 사회가 아름다운 이유는 심신의 모양새가 다른 사람들이 다양하게 어울려 살기 때문이다. 얼굴은 얼(정신 또는 영혼)이 담겨 있는 꼴(그릇)이란 뜻이다. 그래서 아무리 째고 깎고 돌리고 뒤집고 높여도 내면의 아름다움이 드러나지 않으면 영혼 없는 마네킹과 다를 바 없다. 성형으로 꼴값 떨지 말고 내면의 아름다움으로 내면의 꼴값을 떨어보자!

비포, 애프터 사진에 현혹되지 말고 내면의 아름다움을 키우자. 생긴 대로 놀자.

분노를 다스리는
웃음

인간이 가지는 죄책감, 부끄러움, 슬픔, 불안, 공포 등 부정적인 정서에서 가장 파괴적인 것이 분노다. 다른 정서들은 내 안에 잠깐 머물다가 사라질 수 있지만 분노는 외부로 폭발하여 파괴하는 힘이 있다. 한국이 언젠가부터 분노 공화국이 되었다. 하루빨리 이 분노를 가라앉히고 그 원인과 해결 방안을 찾는 데 사람들의 힘을 모아야 할 때다. 그렇지 않으면 나라 전체가 폭발할 수도 있다.

한의학에선 오장육부가 여러 가지 감정과 연결된다고 하는데 간, 쓸개와 연관된 감정이 분노다. 분노할 일이 생기면 간의 기운이 떨어져 해독·소화 능력이 떨어지고, 눈이 침침해지고, 근육이 여기저기 뭉치고, 만성 피로에 시달리게 된다. 간의 기운을 높이는 방법 중에 '허~' 하며 숨을 길게 내쉬는 호흡법이 도움이 된다. 도사들이 '허허~'거리며 현세를 달관하는 이치다.

몸의 어딘가 아프면 자연스레 아픈 부위를 문지르듯이 우리는 정신적인 스트레스를 받으면 자연적으로 이마에 손이 간다. 이곳이 스트레스 반사점이라 불리는 자리로, 양 눈썹 중간에서 위로 1cm 정도 되는 부위인데 한방의 '양백'이란 침 자리에 해당한다. 분노가 치밀어 오를 때 이 반사점에 가만히 손가락을 대고 2~3분간 심호흡을 하며 마음을 가라앉히면 도움이 된다.

또 분노를 가라앉히는 웃음을 활용하자. 한의학에선 기가 흐르는 선을 경락이라 부르며, 각 장기와 관련해 경락을 12개로 나누는데 특히 몸의 중심부를 지나는 두 경락에 에너지가 잘 돌아야 건강이 유지된다고 본다. 몸의 앞면 중앙을 지나는 임맥은 양의 기운을 총괄하고, 뒷면 중앙을 지나는 독맥은 음의 기운을 총괄하는데 이 두 맥이 코 밑과 입술 위쪽에서 만난다. 바로 사람의 중간이란 뜻의 인중이라는 자리다. 예로부터 인중이 길면 복 받는다는 말이 여기서 유래되었다.

이 인중이 부드럽고 막히지 않아야 기가 잘 도는데 가장 좋은 방법이 바로 웃는 것이다. 웃으면 인중 근처의 피부와 근육이 움직이면서 자극을 받는다. 웃는다고 '광녀'처럼 깔깔댈 필요는 없고 살짝 미소만 지어도 충분하다. 한국 사람들은 웃음에 인색해서 잘 웃지 않는 편인데 암울했던 일제 강점기에도 웃음을 잃지 말라고 부탁하신 도산 안창호 선생님의 말씀을 기억하자.

외계인 자녀와
친해지는 법

인간의 뇌는 파충류의 뇌로 불리며 생존 기능을 담당하는 원초적인 뇌(뇌간), 느낌과 감정을 담당하는 뇌(변연계) 그리고 생각, 판단, 학습을 담당하는 이성의 뇌(대뇌)가 있는데 뇌의 원활한 기능을 위해서는 작동 순서가 중요하다. 즉 이성의 뇌가 잘 작동하려면 감정 뇌가 먼저 잘 작동해야 하고, 감정 뇌가 잘 작동하려면 원초적인 뇌가 먼저 잘 작동해야 한다. 즉 배가 고파서 원초적인 뇌 기능이 떨어지면 감정 뇌의 기능이 떨어지면서 짜증이 나고 이성의 뇌 기능이 떨어지면서 공부가 잘되지 않는다. 예를 들어 엄마가 부부 싸움 하느라 밥을 안 차려주면 아이는 허기에 시달려 스트레스를 받고 당연히 공부를 잘할 수가 없다. 미운 자식 떡 하나 더 주는 것보다 공부 잘하는 자식 떡 하나 더 주는 것이 중요하다. 어른들도 마찬가지다. "밥 먹고 합시다"라는 옛 개그 프로의 대사는 과학적으로도 맞는 얘기다.

또 뇌의 앞쪽인 전두엽은 이성, 학습, 계획, 판단, 감정 조절 등의 높은 정신적 활동을 담당하는데 거의 25세가 되어야 완전히 발달된다. 즉 사춘기에 접어드는 아이들이 부모 말 잘 안 듣고 반항하는 것은 생물학적으로 당연한 일이다. 간혹 나이에 비해 철이 일찍 들고 부모 말도 잘 듣고 자기 앞가림을 잘하는 경우가 있지만 자연적인 현상은 아니다.

다음은 사춘기 자녀와 외계인의 공통점이다.

첫째, 어른들이 이해하지 못하는 언어 체계를 가지고 있다.

둘째, 지능이 뛰어나 각종 암호나 비밀번호를 잘 푼다.

셋째, 에너지를 자급자족하지 못해 남에게 기생한다.

넷째, 가끔씩 자기 별에 가고 싶다면서 집을 나간다.

다섯째, 변신을 잘한다.

여섯째, 떼로 몰려다니길 좋아한다.

일곱째, 스타를 맹목적으로 좋아한다.

쉽지 않지만 철없이 구는 외계인 같은 아이들을 대할 때 한창 발달 중인 뇌를 긍휼히 여기고 부모가 먼저 다가가 이해하려고 노력해야 한다. 사실 부모들도 소싯적에는 외계인 노릇 하지 않았나?

1등만 기억하는
사회?

얼마 전에 역사상 최대 규모로 나스닥 상장을 마친, 알리바바그룹의 마윈 회장 스토리가 화제로 떠오른 적이 있다. 그는 소위 후진 대학 출신에 컴맹에 평범한 영어 교사였지만 열심히 노력해서 수십조 원을 주무르는 자리에 올라갔는데 한 인터뷰에서 "35세가 될 때까지 가난하다면 당신 탓이다"라고 했다.

개천 출신으로 용이 된 이런 스토리는 많은 사람들에게 부와 지위가 행복의 조건이나 삶의 최고 가치라는 잘못된 메시지를 심어준다. 이 세상에는 어려운 환경과 숱한 핸디캡을 극복하며 열심히 살아가지만 여전히 가난하고 힘들게 사는 사람도 많고, 더 큰 가치를 위해 일부러 가난하고 힘들게 사는 사람도 많다. 중요한 것은 얼마나 평등(아파트 평수+학교 등수)하게 사느냐가 아니라 자신과 남들이 더불어 얼마나 행복하게 사느냐다.

사회적으로 성공한 사람들이 성공 비결이랍시며 하는 조언 중에 "1등이 되어라. 2등은 기억되지 않는다"라는 말이 있다. 최선을 다하라는 의미로 이해되지만 100% 동의하긴 힘들다. 최선을 다해도 1등이 안 되는 경우가 99%이고 그보다 더 중요한, 1등이 2등부터 꼴등과 더불어 행복하고 의미 있게 살아야 한다는 점을 놓치고 있다. 2등부터 꼴등까지 함께 살아야 1등도 살 수 있고, 혹 1등이 '잘' 살게 되면 그 '잘'을 나누어줄 수 있어야 진정한 1등이 되는 것이다.

"1등이 되어라. 그리고 2등부터 꼴등까지 모두 기억하라."

거울신경세포를 살려라

세월호 참사 이후 '거울신경세포'란 말이 자주 쓰인다. 남이 하는 행동을 따라 하거나 공감, 연민 등을 느끼는 능력이 거울신경의 역할로 알려져 있는데, 사실 아직까지는 동물 실험 결과이고 인간에게 확실히 존재하는지는 모른다.

아이들이 놀다 누군가 다치면 위로해주는 아이가 있는가 하면 모른 척하는 아이가 있다. 실제 거울신경의 작용인지는 모르겠지만 공감 능력의 개인차가 있는 건 분명하다. 따라서 다친 아이를 보고도 모른 척하고 노는 아이를 무조건 나쁜 아이로 내몰 수는 없다.

중요한 건 공감 능력이 선천적이든 후천적이든 행복한 사회를 만들어가는 데 꼭 필요하다는 점이다. 선천적으로 모자라면 교육을 통해 키울 수 있다. 지금 한국엔 공감 능력이 부족한 사람이 너무 많고, 어떤 이는 그 부족한 공감 능력을 부정적인 방법으로 표현하기까지 한다. 같이 슬퍼하고 울어주지 못할 때는 차라리 가만히 있는 것이 낫다. 공감 능력이 부족한 것을 욕하진 않겠지만 티를 내며 헛소리하는 사람은 금수와 다를 바 없다.

무늬만 돌고래

휴가 때 시월드의 돌고래 조련사에게 들은 흥미로운 이야기가 있다. 야생 돌고래들은 평균 20~25년 정도 사는데 나이 들면 이빨이 다 빠지고 시력을 잃어 더 이상 고기를 잡을 수 없게 되어 죽는다고 한다. 그런데 사람 손에서 자란 돌고래들은 나이 들어도 사냥할 필요가 없어 40~50년까지 살고, 최근에는 60년까지 산 경우도 있었다고 한다. 그러나 살아 있는 물고기를 보거나 잡아본 적이 한 번도 없어서 실제로 보면 기절할 정도라고 한다. 사람들을 위해 장수하며 재롱을 피우고 쇼를 펼치는 건 좋지만 이 정도면 무늬만 돌고래인 셈이다. 돌고래는 그렇다 치고 사람은 어떤가?

주변에 남녀노소 불문하고 너무 많은 사람들이 수족관의 돌고래처럼 주체적으로 살지 못한다. 생각도 건강도 남에게 의존한다. 주변 눈치 보느라 주체적으로 살지 못하고 이쪽저쪽 우왕좌왕하는 경우가 너무 많다. 이는 본인 탓도 있고, 환경적인 탓도 있다.

어릴 때부터 자신을 삶의 주인으로 삼고 능동적으로 당당하게 살 수 있도록 자랐으면 좋겠다. 그래야 나중에 기울어진 운동장이나 움직이는 지뢰밭에서 흔들리는 과녁을 명중시켜야 하는 열악한 사회에서도 삶의 의미와 목적을 찾으며 행복하게 살 수 있지 않을까?

닭을 시키든, 튀기든, 배달하든 기본적인 생활을 유지하며 나름 행복하게 살아갈 수 있는 사회는 언제쯤 올까? 행복은 주어지지 않고 선택하는 것이라는데, 그래도 지금보다 보기 몇 개는 더 주어져야 하지 않을까?

화성남과 금성녀가
잘 사는 법

남녀는 기질과 성격이 확실히 다르다. 뇌의 발달 과정만 봐도 남자는 시각을 담당하는 뒤쪽부터 발달하고, 여자는 이성적이고 언어를 담당하는 앞쪽과 옆쪽부터 발달한다. 그래서 여자아이들이 말도 빠르고 말썽도 덜 피운다. 남자는 시각 기능과 공간 능력이 더 발달해서 사냥하기에 유리한 유전자를 갖고 있다. 그래서 결과·업적 지향적이고, 목표를 이루기 위해 단순하게 사고하고 행동한다.

반대로 여자는 잡아온 사냥감을 어떻게 요리하고 잘 보관하며 가족이나 부족들과 나누어 먹을지 생각하다 보니 과정을 중시해서, 복잡하고 다양한 일을 동시에 하는 멀티태스킹에 강하다. 실제로 여자는 좌우 뇌를 연결하는 뇌량이라는 조직이 남자보다 더 발달해 있다.

남녀가 결혼해서 한 몸을 이룬다는 것은 어떤 의미일까? 100% 남자와 100% 여자가 새로운 100%를 이루려면 결국 서로의 어떤 부분을 포기한다는 의미일 거다. 부부마다 얼마씩 포기할지는 저마다 다르겠지만 50%씩 포기하면 가장 이상적이지 않을까 싶다. 한국 가정에선 아직까지도 남편보다 아내가 더 많이 포기하는데 남편이 평소에 잘하지 않으면 나중에 아내와 자식들에게 찬밥 신세가 될 수 있다. 엄마가 어디 있는지 모를 때 필요한 사람이 아빠라는 아이들의 얘기를 듣지 않으려면 아빠들이 포기할 부분이 무엇인지 곰곰이 따져봐야 한다. 아빠가 기브 업하면 가족들은 기분 업된다는 사실을 기억하자.

한국 남자들이 가장 잘하는 것은 '일'이고, 가장 못하는 것이 '칭찬'과 '위로'라고 한다. 칭찬과 위로를 하기 싫어하는 것이 아니라 할 줄 모르는 것이다. 특히 아버지에게 배운 적이 없고, 관계보다 성취를 중시하는 생물학적 요인도 작용한다. 한국 여자들은 공감과 믿음을 중요하게 여긴다. 자신의 남편이 배 나오고 머리 벗어지고 돈 좀 못 벌어도 자신의 감정에 공감하고 신뢰감을 주면 좋은 관계를 유지할 수 있다. 그러니 남편들은 억지로라도 배우자와 자녀에게 칭찬과 위로와 믿음의 말을 자꾸 하자. 옆집 부인보다 예쁘다고 칭찬하면서 지금은 뚱뚱해도 언젠가는 날씬해질 거라고 위로하자.

남녀 차이 1

만약 인류 역사 초기에 여자들이 사냥을 나갔으면 집에 남아 있는 남편과 애들은 거의 굶어 죽었을 거다. 여자들이 쇼핑에 보내는 시간을 보면 확실하다. 참고로 아내와 함께 쇼핑할 때 남자들이 받는 스트레스는 총알이 빗발치는 전쟁터에서 받는 스트레스와 비슷하다는 연구 결과도 있다.

남녀 차이 2

남자의 뇌 속엔 한 가지 내용물만 담긴 여러 개의 작은 박스들이 있다. 그 박스 안에는 한 가지 주제만 담겨 있고 남자들은 어떤 일을 할 때 박스 한 개만 꺼내 사용한다. 그런데 많은 박스 중에서 남자들이 가장 좋아하는 박스는 바로 빈 박스다. 부부 싸움을 한 다음이나 마음이 힘들 때 빈 박스를 보며 위로와 쉼을 얻는다. 남자들이 가끔 동굴 속으로 들어가는 이유다. 여자들은 이런 남자의 기질을 잘 이해해주어야 한다. 반대로 여자의 뇌 속엔 큰 박스 한 개만 있고 그 안에는 여러 가지 주제들이 수많은 케이블로 연결되어 있다. 그래서 어떤 일을 하든 자동으로 모든 주제들이 연결되어 튀어나온다. 변기 중간 커버를 올리느냐 내리느냐로 말다툼이 시작되다가 결국 양쪽 집안 문제로 발전하거나, 남자들은 기억하지 못하지만 여자가 오래전 연애 때 섭섭했던 감정을 생생하게 끄집어내는 이유다.

남녀 차이 3

흔히 부부는 닮는다는데 이를 증명하는 실험 결과가 나왔다. 거리를 두고 따로 부부를 앉게 한 다음 심장 박동과 호흡 빈도를 측정했는데 시간이 지나자 같은 패턴을 보여주었다. 흥미로운 점은 아내의 심장 박동과 호흡 빈도가 남편에게 맞추어졌다는 것이다. 흙보다 갈비뼈가 나은 재료다. 아내는 위대하다. 그래서 밥도 많이 먹는다.

남녀가 원만한 연인 관계나 부부 관계를 유지하려면 서로의 차이를 이해하는 것이 무엇보다 중요하다.

포옹의
힘

옥시토신은 임신 말기에 자궁 수축과 젖을 분비하는 호르몬이다. 이 때문에 유도 분만 호르몬이라고도 불린다. 아기가 젖을 빨 때 이 호르몬이 더욱 분비되어 모성애가 발동하고, 때로는 아기가 본능적으로 자기 손을 빨면서 호르몬을 분비시켜 스스로 안정감을 찾기도 한다. 즉 악수, 포옹, 키스 등의 다양한 신체 접촉을 통해 호르몬이 분비되면 정신적 안정과 공동체의 유대감 등이 생긴다.

최근 연구에서는 우리가 10초 동안만 포옹해도 옥시토신이란 호르몬이 분비되면서 스트레스, 우울증, 피곤증이 낮아지는 심리적 효과뿐만 아니라 심장병이 예방되고 면역력이 높아지는 육체적 효과도 있다는 결과가 발표되었다. 그런데 포옹은 자기와 친숙한 사람하고 할 때만 효과가 있다. 낯선 사람과의 포옹은 오히려 스트레스가 된다. 포옹을 자주 할 만한 사람이 없을 때는 반려동물과 해도 효과가 있다.

이미 시중에는 옥시토신의 장점을 부각시킨 알약 형태나 처방전

없이 구입할 수 있는 스프레이가 나왔고, 인터넷 직구를 통해 해외에서 구입하는 경우도 있다. 그러나 지금까지 보고된 바에 따르면 단기간 사용 시 부작용으로 불안증, 두통, 소화불량, 자위행위 등이 있고 장기간 사용 시 나타나는 문제는 잘 알려지지 않았기 때문에 함부로 사용해서는 안 된다. 특히 자폐증을 앓는 발달장애아들에게 타인을 잘 알아보고 대인관계가 좋아진다는 효과가 알려지면서 사용되는 경우가 종종 있는데 옥시토신뿐만 아니라 뇌 기능에 영향을 주는 약물이나 호르몬제는 부작용이 심각할 수 있으므로 반드시 전문의의 조언을 따라야 한다.

미국 사람들은 어릴 때부터 포옹하는 문화에 익숙해서 성인들도 이성 간에 자연스럽게 포옹하는데, 한국 사람들에게는 아직도 낯설다. 하지만 오늘부터 자주 실천해보자.

다. 더 극단적인 쪽에서는 백신이야말로 현대 의학이 낳

극이라며 아예 무용지물론을 주장하기도 한다.

　일반인 중에서 극단적인 백신 반대론자나 백신 찬성론

만 필요한 백신만 선택적으로 시기를 늦춰가며 맞는 것

장하는 쪽도 있다.

성이 약하고 조절 가능한 특정 질병의 원인균인 백신을

하면 우리 몸에서 그 백신에 대한 항체가 생기고, 항체

서 평생 동안 유지되면서 그와 유사한 세균이 침입하면

물리쳐 건강을 지킨다는 이론에 근거한 의약품이다. 의

반 화학자였던 에드워드 제너가 1700년대 말에 천연두

해 그 당시 의회와 의학계를 설득함으로써 예방접종을

료 행위로 발전시켰고, 이후 예방접종은 전 세계적으로

다. 아직도 세계 유수의 병원이나 의학 도서관에는 에드

훌륭한 의사로 잘못 표현되어 있다.

후 첫날부터 6세까지 14번 접종을 통해 50개 백신을 맞

지는 16번 접종을 통해 69개를 맞는데 접종 횟수와 종류

어간다. 한국은 미국의 예방접종 스케줄과 가장 비슷한

시행하면서 많은 백신 부작용 사례들이 보고되고 있다.

은 안전하고 효과적인가?

제8장 • 예방접종의 두 얼굴

백신은
사기틈

백신만듦
도 없다. 과학계에서 논란이 있
큼 관심의 대상이 되고 자신의
을 기울인다는 의미다. 100% 천
은 결과를 낼 수도 있다. 백신
믿음은 거의 맹목적이어서 감정
제조사와 기존 의료계는 한결같
용보다 훨씬 크기 때문에 강제로
을 주장하고, 대부분의 대중 매체
히 예방접종을 받기에 너무 어린
서특필하며 백신 반대론자를 마치

그러나 다른 한편에서 백신 반
한 데다 심각한 부작용을 일으키
의료 행위는 인권 침해에 해당한
충분히 사전 정보를 취한 후 예방

다고 주장한
은 최대 사
또 의사
자는 아니
이 좋다고
백신은
인체에 접
는 우리 몸
즉각 세균
사가 아닌
백신을 개
범국가적
보편화되었
워드 제너
미국은
고, 18세까
는 계속 늘
접종 제도
과연 백

백신 찬성론자에게 묻는 10가지 질문

백신 제조사, 백신 접종을 지지하는 의료계나 학자들, 보건 당국은 다음의 열 가지 질문에 과학적이고 합리적이며 객관적인 답변을 할 수 있어야 한다.

1. 백신의 안전성 및 효과를 증명할 이중맹검법과 위약 조절 연구가 있는가?

— 백신도 엄연한 의약품에 속하기 때문에 모든 임상 시험에서 표준으로 사용하는 이중맹검법과 위약 조절 연구를 반드시 거쳐야 한다. 즉 동일한 조건하에 두 집단으로 나누어 한쪽은 백신을 접종하고 다른 한쪽은 위약을 접종하여 안전성, 효과, 부작용 여부를 비교해 그 결과를 공개해야 한다. 그러나 지금까지 건강한 사람을 대상으로 접종되는 백신으로 이중맹검법과 위약 조절 연구를 시행한 적이 없다.

2. 백신의 장기적인 안전성과 효과를 보여주는 과학적인 증거가 있는가?

— 백신에 들어 있는 다양한 화학 물질과 인위적으로 조작한 바이

러스가 장기적으로 어떤 부작용도 일으키지 않는다는 연구 결과를 제시해야 한다. 또 백신 접종으로 체내에서 생긴 인공 면역력이 장기적으로 얼마나 유효한지 입증할 만한 과학적인 증거도 제시할 수 있어야 한다. 인공적으로 만든 백신은 대부분 2~10년 정도 지속되는 일시적인 면역을 일으키고 소멸하기 때문에 추가 접종이 필요한데 모든 백신에 대한 면역 효과의 지속성을 다룬 연구 결과는 없다. 또 백신 안에 들어 있는 다양한 화학 물질이 장기적으로 얼마나 안전한지도 연구된 적이 없다.

3. 백신이 인류 역사의 어떤 시점에서 특정 질병을 감소시켰는지를 보여줄 객관적인 사례가 있는가?

— 백신 찬성론자들은 과거에 창궐했던 전염병이 예방접종 시행 이후 소멸되었으므로 백신이 인류 건강에 크게 이바지했다고 주장하는데, 실제로 이 결과는 백신이 아니라 식생활 개선, 상하수도 시설, 공중 보건 위생의 향상 등이 원인이 된 경우가 많은데 어떻게 두 가지 요인을 구분지을 수 있는지 증거를 제시해야 한다.

4. 백신을 대상으로 한 약동학(백신이 체내에서 어떤 흡수, 분포, 대사, 배설 등의 과정을 거치는지를 관찰하는 분야) 연구가 제대로 이루어진 적이 없는데 어떻게 백신의 안전성이 과학적으로 증명되었다고 주장할 수 있는가?

— 백신 논란의 중심에는 백신 내 독성 물질이 자리하고 있다. 하지만 어떤 제약 회사나 보건 당국도 백신을 대상으로 한 약동학 연구를 시행한 적이 없다. 즉 백신 성분이 발암 물질이고 체내에서 돌

연변이를 일으켜 건강을 해친다는 연구 결과들이 나왔는데도 불구하고, 이와 관련된 어떤 연구도 시행된 적이 없다. 그러나 여전히 백신은 안전하고 효과적이라는 주장만 되풀이하고 있다.

5. 백신 내 독성 물질을 인체에 주입했을 때 어떻게 인체 내에서 질병을 예방하고 건강에 도움을 주는지 과학적으로 증명할 수 있는가?

— 독성이 전혀 없는 백신은 개발된 적이 없고, 백신 내 독성 물질이 어떻게 병을 예방하고 건강에 도움이 되는지 객관적인 증거를 제시해야 한다.

6. 질병 예방을 목적으로 몸에 주입되는 백신 내 독성 물질이 허용 기준치보다 높지만 해보다 이득이 더 크다는 주장을 과학적으로 증명할 수 있는가? 예를 들면 B형 간염 백신에 함유된 수은의 양이 미환경청에서 정한 최대 안전 수치보다 12배 높은데 이 정도의 농도가 인체에 안전하다는 연구 결과가 있는가?

— 이 문제는 더 이상 의문을 제기할 가치도 없다. 수많은 연구에서 백신에 들어 있는 방부제와 화학 첨가제가 세포에 손상을 가한다는 사실이 과학적으로 입증되었다. 신경 독소로 인한 세포 손상, 면역 억제 현상, 만성 염증과 발암 물질의 증식은 체내에서 관찰되는 결과들의 일부일 뿐이다.

7. 호흡 기관이나 소화 기관을 거치는 게 아니라 피부를 뚫고 유연 조직의 혈관을 통해 백신을 직접 투여하는 것이 질병을 예방하고 면역력을 높이는 데 어떻게 더 유리한지 과학적인 증거를 제시할 수

있는가?

— 몸속으로 외부의 균이나 물질이 유입되는 경우는 면역세포가 활발히 활동하는 호흡기나 소화 기관을 통하는 것이 자연스러운 방식이다.

8. 백신이 바이러스의 돌연변이를 예방할 수 있다는 과학적인 증거가 있는가?

— 독감 바이러스의 경우, 유행하는 기간 동안 돌연변이가 쉽게 일어나기 때문에 백신은 전혀 예방 효과가 없다.

9. 백신 안의 바이러스는 자연적인 바이러스와 유전적으로 다른 종류인데 그것을 인체에 주입했을 때 어떻게 자연적인 바이러스에 대한 예방 효과와 동일한 효과를 나타내는지 과학적으로 증명할 수 있는가?

— 이 해답은 이중맹검법과 위약 조절 연구를 통해서만 가능하다. 즉 백신을 접종한 그룹과 백신을 접종하지 않은 그룹으로 나눈 뒤 둘 다 자연적인 바이러스에 감염시켜 어떻게 면역력이 작용하는지 알아보아야 하지만 이런 연구는 시행된 적이 없다. 또한 최근 보건 당국의 권고대로 이미 백신을 충분히 맞은 사람들 사이에서 집단으로 전염병에 걸리는 사례들이 발생하는데, 이는 인공적으로 조작된 백신이 자연적인 바이러스 감염을 예방하지 못한다는 결정적인 증거다.

10. 현재 시행되는 예방접종 시기와 혼합 백신 사용의 근거를 과학적이고 합리적으로 설명할 수 있는가?

― 태어나마자마 맞는 B형 간염 백신을 비롯해 생후 1, 3, 6, 12개월에 맞는 백신의 종류와 개별 백신이 아닌 MMR, DPT 같은 혼합 백신이 어떤 근거에 의해 시행되는지 설명되어야 한다. 조만간 다섯 개의 백신을 섞은 혼합 백신이 사용될 예정이라는 뉴스까지 나왔는데, 혼합 백신의 부작용이 더 크다는 사실을 고려하면 큰 문제가 아닐 수 없다.

의사들도 모르는
백신 세계

백신 찬성론자들은 흔히 백신을 안전벨트에 비유한다. 안전벨트를 착용하면 사고가 나도 큰 부상이나 사망에 대비할 수 있듯이 병균에 노출되기 전에 예방접종을 통해 감염을 예방할 수 있다고 설명한다. 안전벨트의 유용성은 누구나 아는 상식이다. 그런데 만약 안전벨트 착용만으로 신체에 해를 입거나 사망한다면 어떻게 될까?

병을 예방하려고 예방접종을 했는데, 그 부작용으로 불치병에 걸리거나 사망하는 경우 말이다.

예방접종 후 부작용에 시달리는 경우가 극히 드물다고 알려져 있지만 대부분의 경우 부작용은 장기간에 걸쳐 나타난다. 그 이유는 사람마다 면역 기능과 해독 기능이 다르기 때문이다. 지금 자라나는 세대를 보라. 얼마나 많은 아이들과 청소년들이 암, 소아당뇨, 천식, 루푸스, 중풍, 알레르기, 자폐증, 각종 자가면역 질환에 시달리는가? 얼마나 많은 아이들이 평소에 감기를 달고 사는가? 예방접종을 강력하게 시행하는 나라일수록 이 문제는 더욱 심각하다. 한국이 백신

을 가장 많이 맞히는 미국식 예방접종을 따라 하면서 나타난 결과가
아닐까?

의학은 가치 중립적인가?

백신의 문제점을 지적하거나 반대 의견을 낼
때마다 꼭 받는 질문이 있다. "근거가 되는 논문을 제시해주시겠습
니까?" 물론 찾아보면 있다. 그런데 생각보다 많지 않다. 그 이유는
간단하다.

백신의 문제점을 제대로 연구하고 싶어도 제약 회사나 정부나 학
계에서 연구비를 받기 힘들다. 대부분의 의료 관련 연구비는 질병
치료와 관계된 분야에 한정될 뿐, 기존 약이나 백신의 문제점을 연
구하는 분야에 할당되지 않는다. 그리고 연구비를 받아 연구를 마쳐
도 에디터나 동료 심사 과정에서 통과하기 어렵고, 그 내용이 학술
지에 채택되지 않는다. 담배 광고가 실린 신문에서 담배의 문제점
을 지적하는 기사가 실리기 힘든 이치다. 설령 운 좋게 실린다 해도
피인용 지수나 지명도가 낮은 학술지에 실릴 가능성이 높다. 그래서
의학계에 잘 알려지지 않고 일반 대중 매체에는 아예 소개조차 되지
않는다. 때로 백신의 문제점을 연구하는 학자는 주류 세계에서 이단
아 취급을 받거나 매장당한다. 심지어 의사 면허를 박탈당하는 경우
도 있다.

의학은 가치 중립적인가?

일반인들은 의사들을 백신과 예방 접종의 '전문가'로 알고 있다. 진짜일까?

로버트 시어스 박사는 워싱턴 DC의 조지타운 대학교 의과대학에서 학위를 받았고, 2011년에 《우리 집 백신 백과 – 내 아이 예방접종을 위한 현명한 선택(The Vaccine Book: Making the Right Decision for Your Child)》을 펴낸 소아과 의사다. 그는 다음과 같이 고백한다.

"저를 포함한 의사들은 의과대학에서 질병에 대해 상당히 많이 배웁니다. 그러나 백신에 관해서는 미국 식품의약국과 제약 회사들이 백신의 안전성과 효능을 확인하기 위해 폭넓은 연구를 시행하고 있다는 말만 들을 뿐 배우는 내용이 거의 없습니다. 백신에 어떤 성분들이 들어가는지, 그 성분들의 안전성은 어떻게 연구되는지에 대해 전혀 배우지 않습니다. 우리는 당연히 백신 연구자들이 알아서 잘 연구했을 것으로 여기고 그들을 믿습니다. 따라서 환자들이 백신에 관해 좀 더 알고 싶어 할 때 우리가 의사로서 말해줄 수 있는 것은, 질병은 해로운 것이고 백신은 질병을 예방하는 최고의 방법이라는 답변뿐입니다. 우리는 백신에 관한 자세한 질문들에 답변해줄 만큼 충분한 지식을 갖고 있지 못하고, 백신 문제에 대해 이야기할 시간적 여유도 없습니다."

그렇다. 의과대학 교과과정에 백신학은 없다. 예방접종 스케줄과 백신 종류만 배운다. 그리고 백신은 안전하고 효과적이라는 말만 듣는다. 대부분의 의사들은 과거에도 백신 전문가가 아니었고, 지금도 아니고, 앞으로도 아닐 것이다.

누구를 믿어야 할까?

보건 당국, 미 질병통제센터, 세계보건기구, 제약 회사, 의사, 백신 개발자들이 백신은 안전하며 효과적이라고 아무리 주장해도 15년 차 현직 미국 소아과 의사의 임상 경험과 예방접종 이후 부작용에 시달리는 피해 아동 부모들의 피눈물 나는 증언 앞에선 모두 탁상공론에 지나지 않는다.

미국 미네소타주의 현직 소아과 전문의인 로버트 자젝의 말을 들어보자.

"예방접종 스케줄대로 모든 접종을 마친 아이들이 가장 많이 아프고, 부분적으로 마친 아이들이 좀 더 건강하고, 예방접종을 하지 않은 아이들이 가장 건강합니다."

누가 더 건강할까?

독일의 자연치료사인 안드레아스 바흐마이어가 설문 조사를 통해 예방접종을 하지 않은 15개국의 8000명 아이들과 예방접종을 한 1만 7400명 아이들의 건강 상태를 비교한 뒤 다음과 같은 결과를 발표했다.

비예방접종군에 비해 예방접종군에서 알레르기는 2배, 천식이나 기관지염은 8배 높고, 자가면역 질환 발병률은 비예방접종군은 0.5% 이하, 예방접종군은 7%였고 신경성 피부염, 헤르페스, 중이염,

발작, 척추측만증, 고열, 갑상선, 편두통, 과다 행동 등의 문제도 예방접종군에서 높았다. 비예방접종군과 예방접종군 사이에서 거의 차이가 없는 것은 당뇨였다.

혹시 주변에서 예방접종을 하지 않은 아이들이 있다면 그 아이들의 건강 상태를 한번 확인하기 바란다.

예방접종으로 시작하는
인생

　　1991년부터 미 보건 당국은 모든 신생아와 영유아에게 B형 간염 예방접종을 실시하고 있다. 한국도 마찬가지다. 3차에 걸친 B형 간염 예방접종은 미 보건 당국이 정한 영유아 예방접종 스케줄에 따른 것으로, 태어난 지 12시간 안에 1차 접종을 실시한다. 심지어 미숙아로 태어나 중환자실에 입원한 아기에게도 똑같이 예방접종을 실시한다.

　　이 정책은 신생아와 영유아들을 대상으로 대규모 예방접종을 시행하면 태어나서 아동기 때까지 간염에 걸리지 않는다는 단순한 논리와 1991년 전후로 B형 간염 발생률이 급증했다는 과장된 추측에 근거한다.

　　그런데 사실은 혈관 주사로 마약을 투입하거나 문란한 성생활을 하는 사람들이나 성매매업소 종사자 같은 감염 위험이 높은 성인들을 일일이 찾아내어 관리하기가 어렵고, 또 대부분 예방접종을 하지 않기 때문에 그 대신 통제하기 쉽고 관리하기 쉬운 신생아나 영유아들을 대상으로 예방접종을 시행하도록 제정되었다.

그러나 역사적으로 보면 미국 내에서 아이들이 간염에 걸리는 경우는 거의 없었다. 미국 내 모든 간염 환자 중에서 15세 이하의 아이는 전체 발병 사례의 1%도 되지 않는다.

현실적으로 신생아들이 B형 간염에 걸릴 위험성은 거의 없지만 다음 두 가지 경우는 예외다.

첫 번째는 산모가 간염 보균자로 출산 과정에서 감염되는 경우다. 그러나 산모가 간염 보균자인지는 임신 기간 동안 간단한 검사를 통해 쉽게 알아낼 수 있다. 미국은 전 세계에서 B형 간염 발생률이 가장 적은 국가 중 하나로, 전체 산모의 0.5% 이하만 B형 간염 양성 보균자다.

두 번째는 신생아가 간염 바이러스에 감염된 혈액을 수혈받는 경우다. 그러나 현재 모든 수혈 대상 혈액은 사용하기 전에 감염 여부를 검사받기 때문에 문제가 없다.

B형 간염과 관련된 흥미로운 통계

첫째, B형 간염 예방접종을 한 사람의 60%는 12년 내에 항체가 없어진다. 현재 B형 간염 백신은 혈액 검사로 측정되는 항체 방어 백신으로 3차까지 접종된다. 그러나 모든 백신이 일시적이고 부분적인 면역력을 제공한다. 또한 백신 제조사나 보건 당국의 예상과 달리 3차에 걸친 예방접종 이후 생긴 면역력이 지속되는 시간은 점점 짧아지고 항체는 매우 빠르게 줄어든다는 연구 결과가 있다.

둘째, B형 간염에 걸린 사람의 50%는 증상이 전혀 없다.

셋째, B형 간염에 걸린 사람의 30%는 감기 비슷한 증상만 있고 평생 면역이 생긴다.

넷째, B형 간염에 걸린 사람의 20%는 증상이 발생하지만 이 중 95%는 자연치유가 되며 평생 면역이 생긴다.

다섯째, 결국 5%만 만성 간염 보균자가 되는데, 이 중 75%는 별다른 증상 없이 살아가고 나머지 25%는 만성 간염 보균자나 간암 환자가 된다.

예방접종 부작용은
간염 자체의 문제보다 훨씬 크다

현재 미국에선 아이들이 실제로 B형 간염에 걸리는 사례보다 심각한 예방접종 부작용에 시달리는 사례가 훨씬 더 많이 보고된다. 예를 들어 B형 간염 예방접종 후 사망한 대부분의 신생아들은 자동적으로 '급성 신생아 돌연사(SIDS)'가 사인인 것으로 알려지는데 실제로 간염 백신이 사망의 원인이었는지는 전혀 조사되지 않는다.

신생아의 사인이 일단 SIDS로 정해지면 아기가 사망하기 전에 예방접종을 받고 부작용이 발생했었는지 조사되는 경우는 없다. 그래서 신생아가 예방접종 후 사망했거나 사망 전에 여러 가지 부작용을 겪었다 하더라도 직접적인 사망 원인이 B형 간염 백신은 아니었다고 쉽게 판단한다.

신생아들은 태어난 지 12시간 안에 1차 B형 간염 예방접종을 받는다. 그렇다면 이 백신은 여전히 발달 중인 신생아의 미숙한 뇌와 면역계에 어떤 영향을 미칠까?

2004년에 발표된 연구 결과에서는 B형 간염 예방접종을 받은 신생아의 면역 반응이 1세 이상 아기의 면역 반응과 다르게 나타났다. 아이들의 항체량은 성인들보다 약 3배 높게 나타났고 연구가 끝날 때까지 이 항체량이 유지되었다.

연구 결과를 요약하면 백신에 대한 아기들의 면역 반응은 격렬하고 지속적이며 완전히 비정상적으로 나타났다. 간단히 말해서 간염 백신에 대한 비정상적인 면역 반응은 결국 뇌와 면역계에 평생 지속되는 부작용이나 SIDS를 일으킬 수 있다.

미국의사협회의 전 회장이었던 제인 오리엔트 박사는 의회에서 다음과 같이 증언했다.

"대부분의 아이들에겐 간염 자체보다 예방접종으로 인한 심각한 부작용에 걸릴 위험성이 100배나 높을 수 있다."

미 질병통제센터와 식품의약국에서 공동으로 관리하는 백신 부작용 보고 시스템(VAERS) 자료에 따르면, 1992년부터 2005년 사이에 3만 6788건의 B형 간염 예방접종 부작용 사례가 보고되었다. 이 가운데 1만 4800건은 부작용이 심해서 입원해야 하거나 건강에 위험을 끼치거나 평생 장애를 갖게 된 경우였고, 781명은 예방접종 후 사망한 경우였다.

지금까지 임상, 의학 저널에 발표된 부작용 사례들을 보면 다발성

경화증(MS), 길랭·바레 증후군, 구안와사, 당뇨, 류머티즘성 관절염, 루푸스, 선천성 혈소판 감소 자반증, 발작, 뇌염이나 뉴런 신경세포 손상 등의 뇌 질환, 면역계 이상, 시각·청각 장애, 췌장염 등이다.

인생의 쓴맛을 너무 일찍부터 봐야 하는 아기들이 불쌍하다.

독감 백신의
과장된 효과

미국은 해마다 겨울이면 올해가 최악의 독감 시즌이 될 것이라고 공포 분위기를 조성하며 백신만이 유일한 예방법이라고 선전한다. 언론들은 1년에 약 3만 6000명이 독감으로 사망한다고 주장하지만, 실제 미 질병통제센터의 공식 자료에 의하면 몇백 명 정도가 사망하는 것으로 나온다. 이는 천식으로 인한 사망자(약 4000명)나 영양실조로 인한 사망자(약 3000명)보다도 적은 수치다. 게다가 독감으로 인한 사망자도 대부분 면역력이 약한 노약자나 만성 질환자다. 건강한 일반인의 경우 독감에 걸려도 가볍게 앓고 회복되는 경우가 대부분이다. 또 독감에 걸렸다고 생각한 사람들 중에는 독감과 유사한 감염 질환에 걸리는 경우도 많다.

최근 샌타바버라에 사는 65세 이상 노인 8명이 독감으로 2주 안에 사망했다는 기사가 나왔는데, 그중 7명이 독감 예방접종을 이미 했다는 내용이다. 면역력이 약한 노인일수록 꼭 예방접종을 권하는데 그 결과는 오히려 반대다.

특히 2017년에는 독감 백신이 10%밖에 효과가 없다고 《뉴잉글랜드 의학 저널》에 발표되었는데도 여전히 보건 당국과 의사들은 겨울이 지난 시기에도 아직 늦지 않았으니 예방접종을 하라고 생난리를 쳤다. 10% 효과란 새 차를 샀는데 열 번에 한 번만 시동이 걸린다는 뜻이다.

2010년에 미국 내 비영리 연구 기관인 코크런에서 성인 18~65세를 대상으로 한 독감 백신 관련 연구 논문 50편을 면밀히 분석한 결과를 발표했다. 50편의 논문 중 40편은 7만 명 이상이 임상 시험에 참가한 경우였다.

코크런 연구에서 내린 결론을 요약하면 다음과 같다.

독감 백신은 독감 증상을 약 12% 낮추는 효과를 보였고, 사람들 사이에서 독감이 전염되는 현상이나 폐렴 등의 합병증을 예방하지 못했으며, 독감 백신 덕분에 결근하는 날을 줄이는 효과는 거의 없었다. 또 제약 회사에서 자금을 지원한 연구 결과는 유명한 의학 저널에 실리고 더 많이 인용된 반면, 공공 단체나 독립 연구 단체에서 실시한 연구 결과는 백신의 긍정적인 효과를 보여주지 못했다.

또 다른 연구 결과도 있다. 미네소타 대학에서 독감 백신 관련 연구 30개를 종합 분석한 결과는 다음과 같다.

1. 예방접종자 100명당 1.5명이 독감에 걸렸다.

2. 예방미접종자 100명당 3명이 독감에 걸렸다.

현대 의학에서는 3명이 1.5명의 두 배이므로 예방 효과가 두 배라고 발표했다. 너무 과학적이지 않은가?

독감 백신은 과거에 유행했던 바이러스가 올해에도 유행할 것으로 예상하고 개발되기 때문에 다른 종류의 바이러스가 유행하면 전혀 효과가 없다. 또 예상했던 바이러스가 그해에 유행한다 해도 독감 시즌 내에 빠른 속도로 변종이 발생하면 백신 효과는 떨어진다. 게다가 백신으로 생긴 면역력은 거의 한 달 이내에 소멸되어 추가 접종을 계속받지 않는 한 예방 효과가 없다.

독감 백신의 부작용 중 특히 뇌신경을 파괴하는 수은, 알루미늄과 치매의 상관관계는 매우 심각하다. 면역학 의사인 휴 푸덴버그의 연구에 따르면, 독감 백신을 10년 동안 해마다 접종받은 사람은 두 번 이하로 접종받은 사람에 비해 치매에 걸릴 위험성이 10배나 높다고 한다.

미국에서 널리 사용되는 독감 백신 플루라발 설명서에 적혀 있는 문구는 다음과 같다.

1. 예방접종 후에 독감이 감소했다는 임상 연구 결과는 없다.

2. 임신부, 모유 수유 중인 엄마, 아이를 대상으로 한 백신의 안전성과 효능에 대한 연구는 없다.

이걸 양심적이라고 해야 할지 뻔뻔하다고 해야 할지 사기를 쳐도 너무 대범하고 솔직하다.

아이들에겐 주사 방식이 아닌 손쉽게 코에 뿌리는 방식으로 플루미스트 백신이 많이 사용된다. 그런데 이 제품 설명서를 보면 백신을 흡입한 아이들 중 1~7%는 흡입 후 28일까지 살아 있는 독감균이 콧물을 통해 몸 밖으로 분비되었다는 임상 결과가 적혀 있다. 그렇다면 밀폐된 교실 안에서 매일 반나절을 함께 보내는 아이들 사이에서 충분히 감염이 일어날 수 있다는 얘기다.

소아과 의사들은 환자들의 알 권리를 존중해서 이런 내용을 설명해주고, 부모들은 모든 걸 심사숙고한 뒤에 접종 여부를 결정해야한다. 우리 아이들을 어릴 때부터 세균까지 나눠주는 기부 천사로키울 수는 없다.

예방주사는 제약 회사의 영업 손실을 예방하는 주사일 뿐이다.

디즈니랜드 홍역 사태의
진실

2016년에 미국 캘리포니아 디즈니랜드에서 발생한 홍역 감염 사태 이후 해마다 홍역 감염 사례가 보고되면서 미국이 그야말로 홍역을 치르고 있다. 미국은 공립학교에 입학할 때 예방접종 기록을 제출하도록 의무화하고 있는데, 대부분의 주에서는 세 가지 예방접종 면제법을 시행한다.

접종 대상자가 의학적으로 문제 있거나 종교적인 신념과 맞지 않거나 개인적인 신념과 맞지 않으면 접종을 거부할 수 있고, 면제 문서를 제출하면 입학하는 데 문제가 생기지 않는다. 한국은 이런 면제법이 정해져 있진 않지만 예방접종이 의무 사항은 아니다. 그런데 캘리포니아주는 디즈니랜드 홍역 사태 이후 많은 시민들의 반대 의견에도 불구하고 의학적 면제법만 유지하고 나머지 두 면제법을 폐지시켰다. 최근에는 뉴욕주의 한 지역에서 홍역이 퍼지자 홍역 예방접종을 강제로 시행하는 일까지 벌어졌다. 도대체 알려지지 않은 진실은 무엇인가?

주류 의학계는 다음과 같은 주장을 폈다.

주장 1: 예방접종을 하지 않은 사람들이 홍역을 퍼뜨렸다.

사실: 이건 과학적으로 증명된 적이 없다. 만약 사실이라 하더라도 예방접종을 한 사람들이 홍역에 걸렸다면 예방접종이 아무 효과가 없다는 것을 증명하는 셈이다. 오히려 예방접종을 받은 사람이 세균을 전염시킨다는 연구 결과가 있다.

주장 2: 감염 사태를 예방하기 위해 의무적 예방접종 시행을 더 강화해야 한다.

사실: 예방접종은 엄연한 의료 행위로, 많은 부작용을 가지고 있기 때문에 당연히 접종자에게 사전 동의와 선택권이 주어져야 한다. 또 이미 예방접종을 받은 사람들에게서 자주 감염 사례가 발생하는 것을 보면 예방접종의 효과나 안정성에 관한 연구가 새롭게 이루어져야 한다.

주장 3: 홍역은 위험한 병이다.

사실: 홍역, 볼거리, 수두 등은 유아기 때 자연스럽게 앓고 지나가는 병이다. 한번 걸린 뒤에는 평생 면역이 생겨 다시 걸리지 않는다. 미국 같은 선진국에서 홍역으로 인해 장기간 후유증에 시달리거나 사망하는 경우는 거의 없다. 그런데도 미 질병통제센터는 후진국이나 제3세계 국가의 사망 통계를 인용해 공포심을 조장하며 예방접종 시행의 정당성을 주장한다.

주장 4: 대규모 예방접종 시행을 통해 집단면역을 형성하면 감염 사태를 막을 수 있다.

사실: 집단면역은 자연계에 존재하는 병균에 노출되었을 때에만

형성된다.

백신의 정당성을 주장할 때 반드시 언급되는 것이 집단면역 이론이다. 어떤 집단 구성원이 일정 수준 이상의 면역력을 지니고 있으면 전체 집단을 전염병에서 보호할 수 있다는 이론이다. 이를 바탕으로 현대 의학에서는 백신 접종률을 95% 정도로 유지하면 된다고 주장한다.

그런데 집단면역 이론에는 다섯 가지 문제가 있다.

첫째, 현대 의학에서는 백신을 맞지 않으면 면역력이 약하거나 없기 때문에 무조건 감염 질환에 걸린다고 가정한다. 그러나 건강한 상태에선 면역력이 있으므로 병에 걸려도 큰 문제 없이 지나간다.

둘째, 백신을 맞은 사람들이 오히려 예방하려던 병에 걸리거나 다른 사람들에게 병균을 옮기는 경우까지 생긴다. 집단면역을 형성하는 게 아니라 되레 집단에 감염 문제를 일으킨다.

셋째, 집단면역 이론은 주로 홍역 감염 사태가 터질 때마다 제기되는데, 다른 감염 질환에는 이 이론이 해당되지 않는다.

넷째, 실제로 병에 걸리면 면역력이 평생 지속되지만 백신으로 생긴 면역력은 일시적으로 지속되다가 없어진다. 즉 집단면역은 집단 구성원 다수가 실제로 병에 걸렸을 때 생긴다.

다섯째, 지금처럼 수십 가지 예방접종을 받지 않았던 전 세대 어른들이나 예방접종률이 낮은 학부모 그룹에서 대규모의 감염병 사태는 일어나지 않는다. 오히려 90% 이상의 예방접종률을 가진 아이들 사이에서 감염 사태가 일어난다.

백신을 맞지 않은 아이들을 집단면역에 무임승차한다고 비난하거나 그 부모들을 아동 학대로 몰아세우는 쪽은 스스로의 무지부터 깨기 바란다. 미국 내에서 예방접종을 거부하는 부모들 대부분은 중산층 이상의 고학력자라는 통계가 있다.

소수는 지식에 근거해 예방접종을 피하고, 다수는 두려움에 근거해 예방접종을 한다.

자궁경부암 백신의
7가지 문제

한국 정부는 2016년부터 만 12~16세 여자아이들에게 무료로 자궁경부암 예방접종을 시행하고 있다. 그러나 예방접종이 대규모로 시행되면서 세계 각국에서 부작용에 시달리는 많은 사람들이 목소리를 내고 있다. 미국은 남자아이들에게도 권장하고 있다.

주류 의학계와 보건 당국이 알려주지 않는 진실은 무엇일까?

첫째, 인유두종바이러스(HPV)가 자궁경부암을 일으킨다는 객관적인 증거가 없다. 자궁경부암에 걸린 사람들에게서 바이러스가 발견되었다고 바이러스가 꼭 원인인 것은 아니다. 서울에서 예쁜 여자를 봤다고 예쁜 여자는 다 서울 사람이라고 주장하지 못하는 이치다. 따라서 당연히 이 바이러스를 포함한 백신이 자궁경부암을 예방할 수 없다. 자궁경부암에 걸린 환자 중 HPV가 발견되지 않는 경우도 설명할 수 없다.

둘째, 대부분의 여성들이 자궁경부암을 일으키는 바이러스에 쉽게 걸리고, 감염된 90% 이상은 증상 없이 스스로 치유된다.

셋째, 바이러스에 감염된 상태에서 백신을 맞으면 자궁경부암에 걸릴 위험성이 44% 높아진다는 연구 결과가 있다. 그러나 현실적으로 백신 접종 전에 감염 여부를 확인하는 경우는 없다.

넷째, 백신의 부작용 중에서 불임이나 조기 폐경 사례가 계속 보고되고 있다. 한국의 저출산, 인구 절벽 문제를 오히려 악화시킬 수 있다.

다섯째, 다른 백신처럼 각종 알루미늄, 폴리솔베이트80, 붕사 등의 독성 물질이 포함되어 있어 전신 마비, 치매, 불면증, 간질 등의 부작용이 나타난다. 이미 전 세계적으로 많은 피해자들이 목소리를 내고 있지만 주류 언론이나 의학계는 여전히 외면하고 있다.

여섯째, 백신의 면역력이 유지되는 기간은 5~10년 정도다. 즉 10대 초반에 백신을 맞아도 성관계가 활발해지는 시기에는 오히려 예방 효과가 없다. 백신 효과만 맹신하고 무분별한 성관계를 가질 위험도 있다.

일곱째, 임상 시험 때 대조군은 식염수 대신 알루미늄이 들어 있는 백신을 사용했기 때문에 연구 결과가 정확하지 않다.

거부할 수밖에 없는
백신의 부작용

백신의 부작용은 크게 세 가지다.

첫째, 즉각적 반응으로, 신생아의 돌연사나 예방접종 후 며칠 이내에 갑자기 발생하는 문제들이다.

둘째, 잠재적 반응으로, 백신의 어떤 독성분이 뇌에 침입하고 몇 년 뒤 신경계에 이상을 일으키는 경우다.

셋째, 게놈이 파괴되는 반응으로, 백신 안의 물질이 인체의 유전자를 바꾸는 경우다.

백신의 부작용 중에 세 번째 경우가 가장 심각한 결과를 낳는다. 백신 전문가인 비에라 셰이브너 박사는 백신의 게놈 파괴 과정을 복사기로 서류를 복사하는 것에 비유했다. 즉 백신이 아이들의 유전자에 영향을 미치는 것은 마치 원본을 복사하여 복사본을 만들고, 그 복사본으로 또다시 복사하는 것처럼 인간의 유전자도 계속해서 약화되고 희석되어 결국에는 인간 본질 자체를 상실할 수도 있다는 뜻이다.

백신의 부작용이 심각한 이유 가운데 간과되는 부분이 예방접종을 할 때 백신 설명서에 표기된 접종 위험자에 대해 사전 모니터링을 제대로 하지 않는다는 점이다.

다음은 DTaP(디프테리아, 파상풍, 백일해 백신 혼합) 백신 제품 설명서에 명시된, 접종 대상자로 부적합하거나 주의를 기울여야 하는 위험군이다.

─현재 발열이 있는 자, 영양 상태가 좋지 않은 자, 심혈관 환자, 신장병 환자, 발육장애자, 해당 백신이나 백신 성분에 알레르기가 있는 자, 이전에 백신 부작용을 겪은 자, 퇴행성 신경병이 진행 중인 자, 간질 또는 중추신경계 장애의 가족력이 있는 자, 과거에 면역부전 경험이 있는 자, 임신을 계획하거나 임신 중에 있는 자, 질식 또는 저혈당증의 병력이 있는 소아, 신생아, 치메로살에 과민증이 있는 자, 기타 예방접종 실시에 부적당한 자.

이 목록이 특정 백신에만 해당된다고 보기는 어렵다.

백신 제품 설명서에 표기된 부작용은 다음과 같다.

관절염, 출혈병, 혈전, 심장마비, 패혈증, 중이염, 기절, 투석이 필요한 신부전증, 발작·간질, 두드러기, 아나필락시스 같은 심각한 알레르기 반응, 돌연사, 입원을 요구하는 다양한 질병들.

백신 접종 후 환자들에게 실제로 나타난 부작용은 다음과 같다.

알레르기, 습진, 관절염, 천식, 자폐증, 양성자 펌프 억제제를 필요로 하는 역류성 위염, 암, 영유아 당뇨병, 신장병, 유산, 각종 신경계 및 자율신경계 병들, 급성 신생아 돌연사(SIDS).

백신을 맞지 않은 상태에서 병에 걸리면 치료가 가능하지만, 백신을 맞아 걸린 병은 치료가 불가능하거나 어렵다는 사실을 반드시 기억하자.

허울뿐인 부작용 피해 보상법

미국에서는 예방접종이 대규모로 시행되면서 부작용 사례가 심각해지자 1991년에 와서야 비로소 '백신 부작용 보고 시스템(VAERS)'을 관리하기 시작했다. 그러나 대다수 의사들은 예방접종의 부작용 사례를 보고하지 않는다. 부작용 사례를 무시하거나 잘 모르기 때문이다. 미국 식품의약국에선 전체 의사 중 약 10% 정도만 예방접종 부작용 사례를 보고하는 것으로 추측한다. 그렇다면 1991년 이후 대략 수백만 건 이상의 심각한 부작용 사례가 발생했을 것이라고 예측할 수 있다.

1991년 이후 지금까지 정부 산하의 백신 피해 법원에서는 보고된 부작용 사례 중 1만 4000건을 인정했고, 그중 4000명 이상에게 약 32억 달러(3조 2000억 원)를 보상비로 지급했다.

그런데 백신 상해법의 핵심 내용을 보면 "백신 제조 회사는 예방접종으로 인한 부작용이나 사망에 관해 어떤 법적 책임도 지지 않는다"라고 되어 있다. 현재 우리가 사용하는 제품이나 약물 중에서 백신만이 유일하게 제조사가 책임을 지지 않아도 된다. 제약업계의 위력은 이렇듯 상상을 초월한다.

한국도 뒤늦게 1995년부터 예방접종 피해 보상 제도가 마련되어 예방접종으로 인해 이상 반응이 발생했을 때 진료비 보상이나 장애

및 사망에 대한 일시 보상금을 지급하고 있지만 재판에서 승소하기는 매우 어렵다. 미국이든 한국이든 피해 보상금은 제약 회사나 의사가 아니라 정부 기금으로 지출된다.

학교 식당에 1000개의 물컵이 있는데 그중 한 컵에 심각한 부작용을 일으키는 독극물이 들어 있다면 어떤 부모가 자기 아이에게 아무 컵이나 마시게 할까? 만약 1000개가 아니고 100개라면?

물컵을 백신으로 바꿔 읽어보라.

백신은
자폐증을 일으키지 않는다?

　　자폐증은 1988년에 1만 명당 1명에서 현재 68명 중 1명으로 폭발적으로 증가했다. 지금 상태라면 2032년에는 2명당 1명이 된다는 예측도 나온다. 최근에는 한국이 자폐 발병률 1위라는 기사도 나왔다. 현대 의학에선 유전병으로 치부하는데 유전병이 이처럼 짧은 시간에 유행하는 것은 불가능하고, 부모나 형제자매는 정상인데 유독 한 자녀만 자폐증에 걸리는 것도 설명이 안 된다.

　　자폐증은 행동 장애 진단명이다. 어떤 아이가 자폐증 진단을 받으려면 반드시 일정 기간에 걸쳐 나타나는 몇 가지 특이 행동을 가지고 있어야 한다. 이런 특이 행동이 없다면 자폐증 진단을 받을 수 없다. 자폐증은 혈액 검사로 진단할 수 없다. 즉 실험실에서 특정 성분을 분석해 자폐증 진단을 내릴 수 없다는 얘기다. 자폐증은 행동에만 근거를 둔 진단명이기 때문에 인체에서 생리화학적 파괴를 일으키는 어떤 요인도 직접적인 자폐증의 원인이 될 수 없다. 즉 백신은 자폐증을 일으킬 수 없다. 하지만 다른 문제를 일으킨다.

　　백신은 뇌염을 일으킨다. 그래서 불안정한 심리, 극심한 통증, 집중력 저하, 충동, 공격성, 주위 환경에 대한 부적응 등을 일으킨다.

백신은 발작을 일으킨다. 발작은 불안정한 심리, 집중력 저하, 충동, 정상적인 사고의 변화 등을 일으킨다.

백신은 면역력을 떨어뜨린다. 면역력이 떨어지면 중이염, 기관지염, 축농증, 스트렙토균, 위염, 원인 불명의 고열, 발진, 두드러기, 각막염, 설사나 구토를 일으키는 바이러스성 소화 기관 감염 등을 일으킨다. 또 면역력이 낮은 아이들은 주위에서 유행하는 온갖 감염성 질병에 잘 걸리는 데다 한번 걸리면 다른 아이들보다 회복하는 데 오랜 시간이 걸리고 그 과정에서 매우 힘들어한다.

백신은 소화 기관을 공격한다. 소화 기관이 파괴되면서 설사, 구토, 구역질, 위산 역류, 바이러스나 박테리아 감염 등을 일으킨다. 그래서 항생제 복용 횟수가 늘어나고 장내 세균 균형이 깨지며 백신 안의 독성 물질과 항생제가 장벽에 염증을 만들고 장점막 누수 증후군에 걸린다. 그 결과 변비, 음식 알레르기, 피부병, 집중력 저하, 충동적인 성격, 빵·설탕·아이스크림·우유·탄수화물에 대한 지나친 섭취 욕구나 자가면역 질환을 일으킨다.

엄밀하게 따지면 백신은 자폐증을 일으키지 못한다.

그 대신 백신은 근본적으로 생리학적 문제를 일으켜 통증, 신경계 파괴, 면역력 저하, 소화 기관 파괴, 장점막 누수 증후군, 알레르기 등을 낳는다. 그리고 이런 문제들이 복합적으로 작용해서 행동 장애를 낳고, 그런 상태를 자폐증으로 진단한다.

백신은 자폐증을 일으키지 않는다. 정말 그런가?

우리 집 아이가
건강한 비결

올해 열두 살이 되는 둘째 혜준이는 태어나서 지금까지 치과 다닌 것 빼고 딱 세 번 병원에 가봤다. 두 번은 결막염에 걸려서 갔고, 한 번은 남의 집 트럭 위에서 놀고 함부로 내려오다 범퍼에 다리가 부딪혀 찢어지는 바람에 응급실에 가서 꿰맨 경우였다. 더러운 손으로 자주 눈을 비벼대니 결막염에 걸리기 쉬웠고, 놀다가 다친 건 어쩔 수 없었다. 혜준이는 갓난아기 때부터 소아과에서 실시하는 정기 검진을 받지 않았다. 정기 검진이라는 명분하에 갈 때마다 몸무게, 머리둘레, 키 재고 스케줄대로 예방접종 맞히는 것이 전부여서 검진의 필요성을 크게 느끼지 못했다. 집에 체온계, 체중계, 신장계가 있어서 발육 상태는 직접 확인할 수 있었고 백신은 안 맞기로 결정했었다. 잘 먹고 잘 자고 잘 싸고 잘 놀았기 때문에 교과서에 나오는 표준 성장 수치엔 별 신경 쓰지 않았다.

혜준이도 물론 가끔 감기에 걸리지만 며칠 앓고 금방 일어난다. 지금까지 알레르기, 장염, 설사, 중이염, 아토피에 시달린 적 없고, 약을 먹어본 적도 없다. 그래서 어떤 약에 알레르기가 있는지도 모른다. 편도선이 큰 편이어서 아기 때 제거 수술을 권유받았지만 지금은 정상 크기이고 건강에 아무 문제 없다.

좋은 음식을 먹이려고 노력하지만 가끔씩 피자도 먹고 아이스크림도 먹는다. 자연분만으로 태어났고, 충분히 모유 수유도 했지만 이런 아이들이 다 건강하지는 않다.

그럼 무엇 때문에 비교적 건강하게 잘 클 수 있을까?

필자는 그 이유가 예방접종을 하지 않았기 때문이라고 굳게 믿고 있다.

예방주사에 들어가는 각종 화학 물질과 중금속은 해독 기관인 간, 쓸개와 뇌 조직을 보호하는 혈액뇌장벽이 아직 발달되지 않은 아기들에게 치명적이다. 특히 면역 기능, 소화 기능, 신경 기능에 영향을 미친다. 요즘 아이들이 걸리는 병들은 대부분 이 기능들과 관계가 있다.

예방접종을 안 받은 아이들이 더 건강하다는 나 같은 부모들의 경험담도 많고, 객관적인 연구 결과도 있다. 백신을 맞지 않아 예방할 수 있었던 병에 걸리면 고칠 수 있지만 백신을 맞아서 생긴 부작용은 고치기 힘들거나 불가능하다.

아이들에겐 선택권이 없다. 부모의 선택이 아이들의 건강을 좌우한다.

감추는 자가
범인이다

2016년 영화배우이자 감독으로 유명한 로버트 드니로가 공동으로 설립한 '트라이베카'라는 영화제에 초청받았던 〈백스드(Vaxxed)〉라는 다큐 영화가 상영을 두 시간 앞두고 갑자기 취소된 적이 있었다. 누가 상영 취소 압력을 넣었을지 뻔한 일이지만 실제 자폐증 아들을 둔 로버트 드니로에게 상당한 비난이 쏟아졌었다.

이 영화는 의학 프로그램 전문 프로듀서인 델 빅트리가 제작했는데, 미 질병통제센터의 수석 과학자였던 윌리엄 톰슨 박사가 MMR 백신이 자폐증의 원인임을 보여주는 연구 결과를 누락하라는 고위층의 지시를 거부하고 양심선언을 한 사실과 백신의 문제점, 백신 피해 가족들의 피눈물 나는 삶을 담고 있다.

상영이 취소되자 영화 제작자와 관련 단체는 미 전국을 돌며 소규모 독립 극장에서 영화를 상영했고, 현재는 후편이 제작되어 스트리밍 서비스를 통해 관객들을 만나고 있다.

이와 비슷한 일이 몇 년 전에 있었다. 미국 방송사 중 하나인 ABC

에서 제작한 〈일라이 스톤〉은 괴짜 변호사의 활약상(?)을 담은 드라마인데, 한번은 예방접종의 부작용(수은)으로 자폐증에 걸린 아이의 엄마가 드라마의 주인공인 변호사를 고용해 제약 회사를 상대로 소송을 걸어 이겼다는 내용의 에피소드가 방영되었다. 그런데 이 방송이 나가기 전에 미국 소아과학회에서 방송국 관계자에게 방송을 중지해달라고 강력하게 요청했다. 이유인즉 시청자들이 드라마를 보고 예방접종에 관해 부정적인 시각을 가질 수 있다는 것이었고, 만약 이런 일이 발생하면 방송국에서 책임을 져야 한다는 것이었다. 다행히 그 요청은 받아들여지지 않았고 그대로 방송되었다.

한번은 코미디 배우로 유명한 짐 캐리가 CNN 방송에 나와 아들 이야기를 한 적이 있었다. 자폐아인 아들이 자연요법과 스피치 치료를 받아 상태가 많이 호전되었다는 내용이었다. 자연요법은 글루텐과 카제인 없는 식단, 비타민 복용, 중금속 제거, 곰팡이 제거 치료였다. 그런데 이 결과를 놓고 미국 주류 의학계와 정부에선 자연요법의 치료 효과는 전혀 인정하지 않고 처음에 자폐증으로 오진했을 가능성이 높다는 주장만 되풀이했다. 누가 진짜 코미디 배우인지 모르겠다.

2018년 오스트레일리아의 퍼스라는 소도시 길가에 '백신 안에 무엇이 들어 있는지 아십니까?'라는 간단한 문구가 삽입된 광고판이 세워졌는데 보건 당국에서 당장 철거하라는 지시를 내렸다. 필자 생각에는 두 가지 이유가 가능할 것 같다. 위험한 성분들이 함유되어 있어서 일반인들이 알면 안 되거나, 아니면 알 필요가 없거나 둘 중 하나다.

최근에는 아마존 스트리밍 서비스 리스트에서 백신 문제를 제기한 다큐를 배제하는 일이 일어났다. 앞으론 SNS나 유튜브, 구글에서도 백신 관련 내용들이 삭제될 계획이라는 소문까지 나돌고 있다.

하지만 백신의 진실은 그리 쉽게 감추어지지 않는다. 진실은 언제나 드러난다.

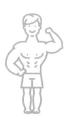

소소하지만 확실한 건강 이야기

초판 1쇄 발행 | 2019년 8월 27일
초판 2쇄 발행 | 2019년 11월 25일

지은이 | 오경석
발행인 | 김태진, 승영란
편집주간 | 김태정
마케팅 | 함송이
경영지원 | 이보혜
디자인 | 여상우
출력 | 블루엔
인쇄 | 이음피앤피
제본 | 경문제책사
펴낸 곳 | 에디터
주소 | 서울특별시 마포구 마포대로 14가길 6 정화빌딩 3층
전화 | 02-753-2700, 2778 팩스 | 02-753-2779
출판등록 | 1991년 6월 18일 제313-1991-74호

값 15,000원
ISBN 978-89-6744-210-1 03510